中医
特效处方 大全

ZHONGYI TEXIAO CHUFANG DAQUAN

李淳 ◎ 编著

U0129648

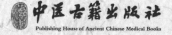

中医古籍出版社
^{Publishing House of Ancient Chinese Medical Books}

图书在版编目（CIP）数据

中医特效处方大全 / 李淳编著. -- 北京：
中医古籍出版社, 2022.7
　　ISBN 978-7-5152-2469-5

　　Ⅰ. ①中… Ⅱ. ①李… Ⅲ. ①验方 – 汇编 –
中国 Ⅳ. ①R289.5

中国版本图书馆CIP数据核字(2022)第028823号

中医特效处方大全

李　淳　　编著

责任编辑：吴　顿
封面设计：王青宜
出版发行：中医古籍出版社
社　　址：北京市东城区东直门内南小街 16 号（100700）
电　　话：010-64089446（总编室）010-64002949（发行部）
网　　址：www.zhongyiguji.com.cn
印　　刷：水印书香（唐山）印刷有限公司
开　　本：710mm×1000mm　1/16
印　　张：14
字　　数：182 千字
版　　次：2022 年 7 月第 1 版　2022 年 7 月第 1 次印刷
书　　号：ISBN 978-7-5152-2469-5
定　　价：68.00 元

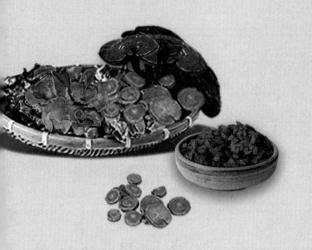

前言

　　本书汇集了近现代名医经验之精华,治疗常见疾病的名方、验方,内容以临床学科为纲,以病统方,以方为主,共精选了古代、近代、现代名老中医验方300余首,涉及皮肤科、外科、骨伤科、五官科、妇科、男科、儿科等临床学科,既有常见病、多发病,又有疑难重症。每选一方,均按"方源、方歌、组成、用法、功效、方解、主治、加减、附记"9项内容依次排列,条分缕析,井然有序。本书在编写过程中,力求精而不简,博而不杂,内容简明扼要,方切实用,务求高效。本书所选方剂均为验证方,疗效确实可靠,针对性强,具有临床实用价值,是基层中医师、院校学生及普通患者和家属的参考用书。

　　对本书中介绍的处方如有不解之处,须请专业医师指导,切不可盲目用药,以免造成意外。

编　者

目录
CONTENTS

第一章 ▶ 皮肤病特效处方

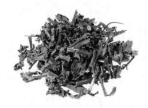

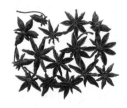

第二章　外科病特效处方

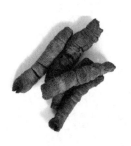

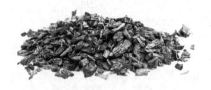

第三章 骨伤科疾病特效处方

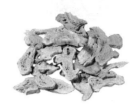

第四章 五官科疾病特效处方

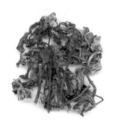

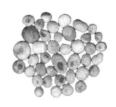

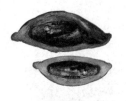

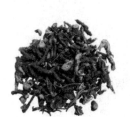

第五章 妇科疾病特效处方

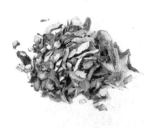

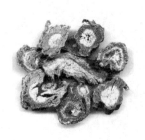

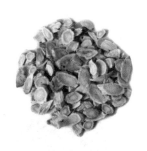

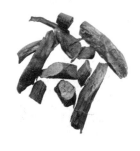

第六章　男科病特效处方

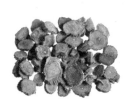

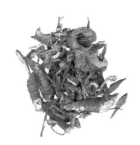

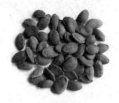

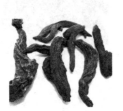

第七章 儿科疾病特效处方

第一章
DI YI ZHANG

皮肤病特效处方

疣

疣是一种发生在皮肤浅表的良性赘生物，因其皮损形态及部位不同而名称各异。如发生于手指、手背、头皮等处者，称千日疮、疣目、枯筋箭或瘊子；发于颜面、手背、前臂等处者，称扁瘊；发于胸背，皮损中央有脐窝的赘疣，称鼠乳；发于足跖部者，称跖疣；发于颈及眼睑，呈细软丝状突起者，称丝状疣或线瘊。隋代《诸病源候论·疣目候》云："疣目者，人手足边忽生如豆，或如结筋，或五个或十个，相连肌里，粗强于肉，谓之疣目。"各种疣的治疗以外治为主，皮损多的疣目与扁瘊可配合内治。疣目之风热血燥证，治宜养血活血、清热解毒；肝郁痰凝证，治宜疏肝活血、化痰软坚。扁瘊之风热毒蕴证，治宜疏风清热、解毒散结，治宜；热蕴络瘀证，治宜清热活血化瘀。

马齿苋汤

清热解毒，佐以凉血活血。

【方源】
《治验百病良方》

- **方歌**：马齿苋汤蒲公英，大青败酱板蓝根，银花紫草茜草根，清热凉血病可痊。
- **组成**：马齿苋、蒲公英各50克，板蓝根、败酱草、大青叶各30克，金银花、紫草各20克，茜根15克。
- **用法**：水煎服，每日1剂，日服2次。1周为1疗程。
- **方解**：方用马齿苋、板蓝根、蒲公英、金银花、败酱草、大青叶等大队清热解毒之品，配以紫草、茜根凉血活血。合而用之，其效颇著。
- **主治**：寻常疣，扁平疣。
- **加减**：若皮疹发于头面部者，加升麻、白蒺藜各10克；若发于手部者，加羌活、防风各10克；若发于足部者，加独活、川牛膝各10克；若痒甚者，加全蝎6克，白鲜皮15克；若病程日久，反复难愈者，加白花蛇舌草5克，蜈蚣2条（研末分2次冲服）。

复方马齿苋合剂

- 方歌：复方马齿苋合剂，蜂房薏仁大青叶，药仅四味力专宏，清热解毒效果优。
- 组成：马齿苋60克，蜂房9克，大青叶15克，生薏苡仁30克。
- 用法：水煎服，每日1剂，日服3次。
- 方解：方用马齿苋、蜂房、大青叶清热解毒，配以生薏苡仁渗湿健脾。四药合用，共奏清热解毒之功。
- 主治：寻常疣。
- 附记：屡用效佳，一般5剂可愈。又以本方加减，用治扁平疣、传染性软疣等也有较好的疗效。

【方源】
《千家妙方·下》
（朱仁康方）

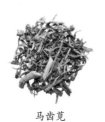

马齿苋

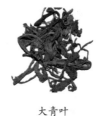

大青叶

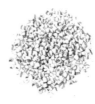

薏苡仁

青年去疣方

- 方歌：青年去疣用连翘，藿香佩兰夏枯草，薏仁苓术白鲜皮，陈皮扁草板蓝根。
- 组成：连翘、夏枯草、藿香、佩兰、薏苡仁、茯苓、板蓝根、白鲜皮、白扁豆各15克，白术、陈皮各10克，甘草3克。
- 用法：水煎服，每日1剂，日服3～5次。
- 方解：方用连翘、板蓝根清热解毒，藿香、佩兰、白鲜皮祛风化湿止痒，夏枯草清热散结，白术、茯苓、薏苡仁、陈皮健脾除湿。诸药合用，共奏清热除湿之功。
- 主治：青年扁平疣。

【方源】
《千家妙方·下》
（张正华方）

蛇串疮

蛇串疮是一种皮肤上出现成簇水疱，呈带状分布，痛如火燎的急性疱疹性皮肤病。因皮损状如蛇行，故名蛇串疮；因每多缠腰而发，故又称缠腰火丹；本病又称之为火带疮、蛇丹、蜘蛛疮等。清代《外科大成·缠腰火丹》称此症"俗名蛇串疮，初生于腰，紫赤如疹，或起水疱，痛如火燎"。以成簇水疱，沿一侧周围神经作带状分布，伴刺痛为临床特征。多见于成年人，好发于春秋季节。中医认为本病多由肝气瘀滞，郁久化火与脾经湿热相合，外溢肌肤而发，或因外感邪毒与素体湿热相合，蕴于肌肤而成，可分为肝火型、脾湿型、瘀血型。

大青叶汤

清热解毒，益气凉血，祛风止痒。

【方源】
《治验百病良方》

- 方歌：大青叶汤金银花，黄芩党参板蓝根，紫草防己延胡索，白芷甘草白鲜皮。

- 组成：大青叶、黄芩、金银花、党参各12克，板蓝根15克，紫草、延胡索、防己、甘草各6克，白鲜皮、白芷各9克。

- 用法：水煎服，每日1剂，日服2次。

- 方解：方用大青叶、金银花、板蓝根、黄芩清热解毒，党参益气健脾，紫草凉血清热，防己祛风湿，白芷、白鲜皮祛风止痒，甘草解毒，并调和诸药。诸药合用，共奏清热解毒、益气凉血、祛风止痒之功。

- 主治：带状疱疹。

- 附记：据报道，用本方治疗带状疱疹70例，经1～19天治疗，均获痊愈，服药期间均未发现明显不良反应。

- 🎵 **方歌**：桃红四物寓归芎，瘀家经少此方通，桃红活血地芍补，祛瘀生新效力雄。
- 📋 **组成**：当归、熟地黄、川芎、白芍、桃仁、红花各 15 克。
- 🥄 **用法**：水煎服。
- 📖 **方解**：方中桃仁、红花、川芎活血化瘀，熟地黄补血养阴，改为生地黄可加强活血作用，当归补血养肝，活血止痛，白芍敛阴养肝，缓急止痛。方中活血养血，以活血为主，行中有补，则行而不泄；补中有行，则补而不滞。诸药共凑活血化瘀消肿止痛之功。
- 📑 **主治**：气滞血瘀皮疹消退后局部疼痛不止；舌质黯，苔白，脉弦细。
- ➕ **加减**：若夜寐不安者，加酸枣仁以宁心安神；年老体虚者，加黄芪、党参以益气抗邪。

桃红四物汤

理气活血，重镇止痛。

【方源】

清代吴谦
《医宗金鉴》

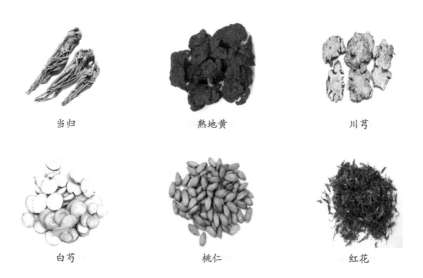

当归　　　熟地黄　　　川芎

白芍　　　桃仁　　　红花

鱼鳞病

鱼鳞病是最常见的一种先天性角化病，对称地发生于四肢伸侧，皮肤干燥、粗糙，形似鱼鳞状，无自觉症状，夏季症状轻，冬季症状加重。本病具有遗传性，大部分鱼鳞症患者是从父亲或母亲一方遗传过来。也有部分患者为后天染病。本病治疗时宜养血活血，祛风润燥。

土茯苓汤

泻火败毒，益气滋阴，兼散风热。

【方源】
张梦侬
《临症会要》

- **方歌：** 土茯苓汤是良方，菊柏栀芪生地黄，当归丹皮地丁草，蝉鲜荆芥银花通。

- **组成：** 野菊花、黄柏、生栀子、当归、牡丹皮、木通、蝉蜕、荆芥、白鲜皮各10克，金银花、地丁各30克，土茯苓120克，生地黄24克，生黄芪15克。

- **用法：** 水煎服，两日1剂，分6次服完。每次加白砂糖一大匙，调和微温，饭前服，30剂为1疗程。

- **方解：** 由于本病为风湿热毒，蕴久化火所致。故方中以野菊花、金银花、地丁清热败毒，以栀子、木通、黄柏、土茯苓泻火解毒，并除湿热，以上诸药皆有清热解毒之专长，凡湿热化火，毒邪风聚，用之无不立验。由于火灼营阴，故方中以生地黄、牡丹皮滋营凉血；当归和血，血能荣养肌肤，则皮肤干燥粗糙可愈；更加黄芪益气，泻阴火，解肌热；白鲜皮、荆芥、蝉蜕疏风邪，除湿热。合而用之，共奏泻火败毒、益阴滋阴、疏散风热之效。

- **主治：** 白癞风（糜癣，蛇皮风），症见周身皮肤粗涩干糙如枯鱼之鳞，盛夏则减轻，汗出亦少，及至隆冬，干燥粗糙更甚，附有鳞屑，状如蛇皮，时感瘙痒。有持续终身不愈者。又称鱼鳞病，中医称蛇皮癣、鱼鳞风，与遗传有关。

- **附记：** 屡用有效，一般服40剂左右可愈。
  忌食鸡、牛、羊肉、猪头肉、猪蹄、鲤鱼、虾、蟹以及葱、蒜、姜、辣椒、胡椒等发疮助火之物。

🎵 方歌：鱼鳞风汤黑芝麻，归芪丹参白鲜皮，二地肤枸山药苦，芎桂蝉首草防风。

🧪 组成：生黄芪50克，黑芝麻40克，丹参、地肤子各25克，当归、生地黄、熟地黄、枸杞子、何首乌、白鲜皮各20克，生山药、苦参、防风各15克，川芎、桂枝、蝉蜕、甘草各10克。

🕐 用法：水煎服，两日1剂，日服2次，小儿酌减。

🈹 方解：方用黄芪、黑芝麻、生地黄、熟地黄、枸杞子、何首乌益气滋阴，补益肝肾，丹参、当归、川芎活血化瘀，苦参清热利湿，防风、桂枝、蝉蜕、地肤子祛风止痒，山药益肾健脾。诸药合用，共奏益气滋阴、活血祛风之功。

🈺 主治：鱼鳞病。

➕ 加减：若有心悸、失眠、健忘等症状者，加炒枣仁、合欢花；若纳呆脘胀者，减生地黄、熟地黄，加白术、鸡内金；若便溏者，减黑芝麻、枸杞子、生地黄、熟地黄，加白术，增山药量；若气短、自汗者，加党参。

⏩ 附记：据报道，用本方治疗鱼鳞病患者70例，有效者68例，无效2例。其中临床治愈12例，明显好转45例，好转11例。总有效率为97.1%。治疗时间最短4个月，最长8个月。

鱼鳞风汤

益气滋阴，活血祛风。

【方源】
《治验百病良方》

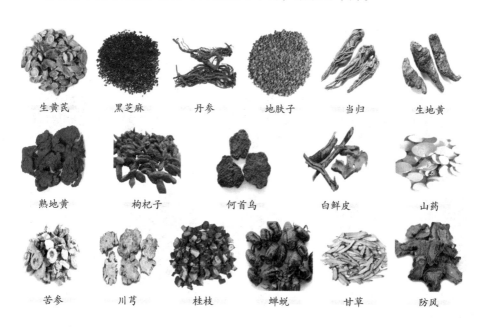

| 生黄芪 | 黑芝麻 | 丹参 | 地肤子 | 当归 | 生地黄 |

| 熟地黄 | 枸杞子 | 何首乌 | 白鲜皮 | 山药 |

| 苦参 | 川芎 | 桂枝 | 蝉蜕 | 甘草 | 防风 |

癣

癣是一组发于表皮、毛发、指（趾）甲的浅部真菌皮肤病。因发病部位的不同而各有其特点，但都具有传染性、长期性、广泛性的特征。治疗上以外治为主，以杀虫为原则。

土槿皮汤

清热利湿，解毒杀虫。

【方源】
《外治汇要》

- ☞ 方歌：土槿皮汤白头翁，苦参败酱川黄连，蛇蜕枯矾蛇床子，再加黄芩川黄柏。
- 组成：土槿皮、蛇床子、苦参各30克，败酱草、白头翁、川黄柏、黄芩、川黄连各15克，蝉蜕6克，枯矾20克。
- 用法：先将前9味药加水3500毫升，煮沸30分钟，滤去药渣，加入枯矾溶化即可。待药液温度适宜后浸洗患足，每日早、晚各1次，每次15～20分钟。每剂药可用2天。
- 方解：方用土槿皮杀虫解毒，苦参、白头翁清热利湿，黄柏、黄芩、黄连清热燥湿，败酱草清热解毒，枯矾消炎敛湿，蛇床子、蝉蜕祛风止痒。诸药合用，共奏清热利湿、解毒杀虫之功。
- 主治：脚癣。
- 附记：据报道，用本方治疗脚癣95例，经用药2～5天，均获治愈，随访1～2年均未复发。

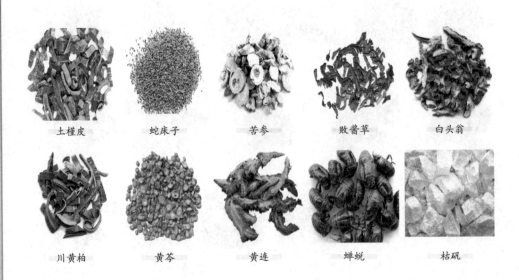

土槿皮　　蛇床子　　苦参　　败酱草　　白头翁

川黄柏　　黄芩　　黄连　　蝉蜕　　枯矾

- 方歌：苦参煎中苯甲酸，丁香水杨陈醋浸，浸煎溶解取醋液，浸洗患处效果佳。
- 组成：丁香、苦参各 100 克，苯甲酸、水杨酸各 10 克，陈醋 1000 毫升。
- 用法：先将丁香、苦参研为极细末，加入 1000 毫升陈醋内浸泡 12 小时后文火煮沸，过滤去渣，再加入水杨酸、苯甲酸溶于药液中。待药温 40℃左右时，浸洗患处，每周 2 次，每次 20 ～ 30 分钟，每剂可用 2 次。
- 方解：方用苦参清热利湿，丁香祛风，苯甲酸、水杨酸杀虫止痒，陈醋消炎散瘀。合而用之，共奏清热利湿、杀虫止痒之功。
- 主治：手癣。
- 附记：据报道，用本方治疗手癣 160 例，一般用药 1 剂，重者 2 剂，均获痊愈。

- 方歌：活血汤内用当归，桃仁红花青木香，丁香苦参陈醋内，浸泡患足用之康。
- 组成：当归、丁香、红花、桃仁、苦参各 40 克，青木香 50 克，陈醋 1500 毫升。
- 用法：将前 6 味药共研极细末，加入陈醋中浸泡 7 天后即可应用。用时取药液浸泡患足，每次 20 分钟，每日睡前 1 次。每剂药可用 3 天，直至痊愈止。
- 方解：方用当归、红花、桃仁活血化瘀，苦参清热利湿，青木香行气止痛，丁香祛风逐寒。合而用之，共奏活血化瘀、清热利湿之功。
- 主治：脚癣。
- 附记：据报道，用本方治疗脚癣 165 例，经用药 1 ～ 2 剂后，其中治愈者 163 例；显效者 2 例，治愈率为 98.78%。

黄水疮

黄水疮，又称滴脓疮、天疱疮，是一种发于皮肤、有传染性的化脓性皮肤病。《外科正宗·黄水疮》云："黄水疮于头面耳项忽生黄泡，破流脂水，顷刻沿开，多生痛痒。"其特点是颜面、四肢等暴露部位出现脓疱、脓痂，多见于儿童，好发于夏秋季，可并发肾炎及败血症。治宜清暑利湿解毒，健脾渗湿。

清暑汤

清暑利湿，清热解毒。

【方源】

清代王维德
《外科全生集》

- **方歌**：外科全生清暑汤，银花滑石甘草翘；车前泽泻利湿毒，淡竹花粉与赤芍。
- **组成**：连翘、天花粉、赤芍、滑石、车前子、金银花、泽泻、淡竹叶各10克，甘草5克。
- **用法**：水煎服。
- **方解**：方用连翘金银花清热泻火，车前子、泽泻、淡竹叶清利湿毒，天花粉、滑石消肿排脓、敛疮，赤芍、甘草解毒止痛。诸药合用，共奏清暑利湿、清热解毒之效。
- **主治**：夏季皮炎、脓疱疮、热疖等。暑湿热蕴脓疱密集，色黄，周围绕以红晕，糜烂面鲜红；伴有口干，便干，小便黄；舌红，苔黄腻，脉濡滑数。
- **加减**：热重烦躁者，加黄连、山栀等以清热除烦；大便干结者，加生大黄以泻滞导热。

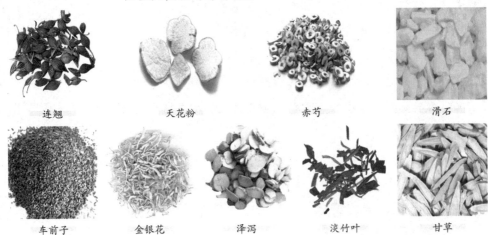

连翘　　　天花粉　　　赤芍　　　滑石

车前子　　金银花　　　泽泻　　　淡竹叶　　甘草

- ☺ **方歌**：参苓白术扁豆陈，山药甘莲砂薏仁，桔梗上浮兼保肺，枣汤调服益脾神。

- ⚙ **组成**：莲子肉、薏苡仁、甘草各9克，缩砂仁、桔梗各6克，白茯苓、人参、白术、山药各15克，白扁豆（姜汁浸，去皮，微炒）12克。

- ☕ **用法**：上为细末。每服6克，大枣汤调下。小儿量岁数加减服之。

- ⚖ **方解**：人参、白扁豆、甘草，味之甘草者也；白术、茯苓、山药、莲子肉、薏苡仁，甘而微燥者也；砂仁辛香而燥，可以开胃醒脾；桔梗甘而微苦，甘则性缓，故为诸药之舟楫，苦则喜降，则能通天气于地道矣。

- ▤ **主治**：脾虚湿蕴脓疱稀疏，色淡白或淡黄，糜烂面淡红；伴有食纳少，大便溏薄；舌淡，苔薄微腻，脉濡细。

- ✚ **加减**：食滞不化者，加槟榔、焦三仙以化气行滞。

参苓白术散

益气健脾，渗湿止泻。

【方源】
宋代陈师文
《太平惠民和剂局方》

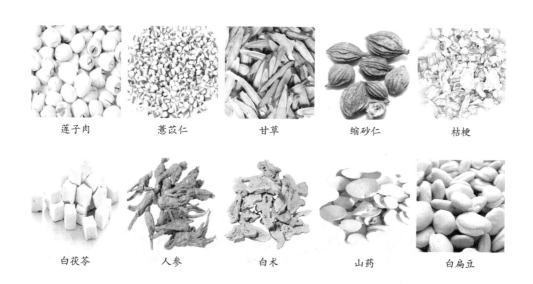

莲子肉　　薏苡仁　　甘草　　缩砂仁　　桔梗

白茯苓　　人参　　白术　　山药　　白扁豆

11

疥疮

疥疮是由疥虫寄生在人体皮肤所引起的一种接触传染性皮肤病。《诸病源候论》云："疥者……多生于足，乃至遍体……干疥者，但痒，搔之皮起干痂。湿疥者，小疮皮薄，常有汁出，并皆有虫，人往往以针头挑得，状如水内瘑虫。"以皮肤皱褶处、丘疹、水疱、结节，夜间剧痒，可找到疥虫为临床特征。本病由接触传染所致，其传染性很强，在一家人或集体宿舍中往往相互传染，集体发病。中医认为疥疮为湿热毒聚证，治宜清热化湿、解毒。外治以杀虫止痒为原则，常用5%～20%的硫黄软膏。

药锭方

去毒杀虫，燥湿止痒。

【方源】
《外治汇要》

- 方歌：药锭方中用斑蝥，红娘百部吴茱萸，白盐硫黄大枫子，苦参花椒川黄连。
- 组成：斑蝥、红娘虫、吴茱萸、百部、苦参、花椒、川黄连、大枫子各3克，白盐10克，硫黄500克。
- 用法：先将上药共研细末，放入锅内加热，稀释调匀，灌入竹筒或玻璃瓶内使之冷凝成药锭。用时，先令患者擦澡，然后在乳钵或瓷碗内放少量香油，将药锭研磨成糊状后涂搽患处，每日搽1次。
- 方解：方用斑蝥、红娘虫、硫黄去毒杀虫，苦参、花椒、百部清热燥湿杀虫，吴茱萸温经托毒，黄连清热燥湿；大枫子祛风止痒。诸药合用，共奏去毒杀虫、燥湿止痒之功。
- 主治：疥疮。
- 附记：经临床反复验证，治验甚多，疗效满意。

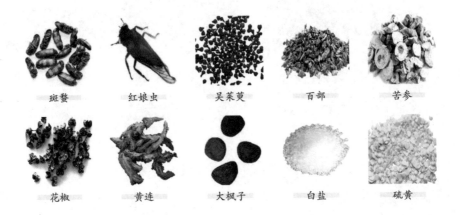

斑蝥　　　红娘虫　　　吴茱萸　　　百部　　　苦参

花椒　　　黄连　　　大枫子　　　白盐　　　硫黄

🖐 方歌：硫黄七仙密陀僧，枯矾樟脑五倍全，大枫子肉三仙丹，布包浸擦用之良。

🌿 组成：硫黄、枯矾、樟脑、大枫子肉各3克，五倍子、密陀僧各6克，三仙丹0.5克。

🖐 用法：将前6味药共研为细末，与三仙丹和匀用纱布包裹。再用菜油60毫升放入砂锅内用文火煎滚，略浸药包使之从纱布眼内溢出，取之擦患处，外用炭火烘烤皮肤，擦后即觉很舒服（第二天疥疮可变黑，过3～5天结痂），7天后可照此再擦药1次。

🏛 方解：方用硫黄、樟脑、大枫子肉、三仙丹解毒杀虫，枯矾、五倍子、密陀僧燥湿止痛。合而用之，共奏去毒杀虫、燥湿止痒之功。

🖐 方歌：疥疮酊能治疥疮，蛇床百部白鲜皮，苦参蝉衣与冰片，乙醇浸泡外擦良。

🌿 组成：蛇床子、白鲜皮、百部、苦参、蝉衣各80克，冰片10克，75%乙醇3000毫升。

🖐 用法：先将前6味共研为细末，盛入大玻璃瓶中，加入75%乙醇3000毫升密封浸泡15天后备用。用时，先用温水或硫黄香皂洗擦全身，再用棉花蘸取上药酊搽遍颈以下全身皮肤，每日搽药2次。搽药5天后再洗澡，更换衣服、被单等，并进行消毒处理。

🏛 方解：方用苦参、百部、冰片解毒，燥湿，杀虫，蛇床子、白鲜皮、蝉衣祛风止痒。合而用之，共奏解毒杀虫、祛风止痒之功。

📋 主治：疥疮。

接触性皮炎

接触性皮炎是因为皮肤、黏膜接触刺激物或致敏物后，在接触部位所发生的急性或慢性皮炎。能引起接触性皮炎的物质很多，有原发性刺激物和致敏物。有些在低浓度时为致敏物，但浓度增高时，则具有毒性和刺激性。它们的来源可分为动物性、植物性和化学性三大类，中医学根据接触物的不同，分别命名"马桶癣""漆疮""膏药风""粉花疮"等，治疗时宜疏风解毒、清热除湿。

解毒汤

清热解毒。

【方源】
徐福松
《许履和外科
医案医话集》

🖐 **方歌:** 解毒汤内绿豆衣，甘草连翘野菊花，银花外用保肤散，内外并治效更佳。

🥄 **组成:** 金银花12克，绿豆衣、连翘、野菊花各9克，生甘草3克。

☯ **用法:** 水煎服，每日1剂，日服2次。同时配用保肤散，以麻油调成糊状，外涂搽患处，每日2次。

🏛 **方解:** 方中金银花、绿豆衣、生甘草均为解毒之妙品，益以连翘、野菊花则清热解毒之功更著。

📋 **主治:** 接触性皮炎。

⏩ **附记:** 保肤散，为朱霁青氏治疗接触性皮炎之验方，药用煅炉甘石、煅石膏、飞滑石各600克，煅赤石脂300克。共研极细末，用麻油调成糊状，涂敷患处。适应证为："应用降丹、升丹、红汞水、胶布等引起的皮肤发炎。"此方不仅对皮肤溃烂者有效，而且对不溃烂者亦颇有效。临床证明：应用上两方，内外并治接触性皮炎，疗效令人满意。

- 🖐 **方歌**：祛风消疹路路通，乌梅地龙北防风，蝉蜕丹皮生甘草，过敏皮炎服之康。
- 🌿 **组成**：路路通10～20克，乌梅、地龙、北防风、牡丹皮各6～10克，蝉蜕3～6克，甘草3～10克。
- ✍ **用法**：水煎服，每日1剂，日服2次。
- 🍶 **方解**：方中路路通有祛风湿、通经络的作用，对于风疹瘙痒有祛风止痒之效；乌梅味酸，能生津止渴。据现代药理研究，此两药均具有抗过敏的作用。牡丹皮、地龙清热凉血，活血散瘀，且有息风解毒之效；蝉蜕、防风疏散风热，透血活血，解毒通络，透疹止痒的功效。凡过敏性皮肤病，临床辨证为风热证者，均可用之，效果甚佳。
- 🗂 **主治**：接触性皮炎。症见丘疹、红斑或风团、伴有轻度发热、口渴、瘙痒，舌苔薄黄，脉浮数。
- ➕ **加减**：应用时尚需随症加减，如血虚者，加当归；气虚者，加党参、黄芪；有表证者，加荆芥。

祛风消疹方

疏风清热，凉血活血，解毒通络，透疹止痒。

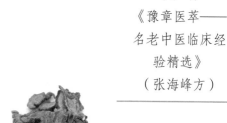

【方源】

洪广祥
《豫章医萃——
名老中医临床经
验精选》
（张海峰方）

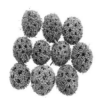

路路通

乌梅

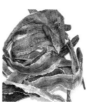

地龙

防风

牡丹皮

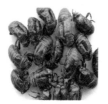

蝉蜕

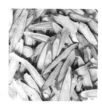

甘草

湿疮

湿疮是一种由多种内外因素引起的过敏性炎症性皮肤病。以多形性皮损，对称分布，易于渗出，自觉瘙痒，反复发作和慢性化为临床特征。本病男女老幼皆可罹患，而以先天禀赋不耐者为多。治宜清热利湿、养血润燥、祛风止痒为原则。

黄芩汤

清热利湿，活血止痒。

【方源】
《治验百病良方》

- 📖 **方歌：** 黄芩汤中用地归，泽泻茯苓紫地丁，木通车前龙胆草，白花蛇舌桑白皮。

- ⚗ **组成：** 龙胆草、黄芩、当归、生地黄、泽泻、茯苓、木通、车前子各9克，紫花地丁、白花蛇舌草、桑白皮各12克。

- 🥣 **用法：** 水煎服，每日1剂，日服2次。

- 🏵 **方解：** 方用紫花地丁、白花蛇舌草清热解毒，龙胆草、黄芩泻火燥湿，泽泻、茯苓、木通、车前子清热利湿，当归、生地黄活血凉血，桑白皮清热泻肺，以复主皮毛之职。诸药合用，共奏清热利湿、活血止痒之功。

- 📋 **主治：** 急性湿疹。

- ➕ **加减：** 若热重者，加蒲公英、黄柏、茵陈、牡丹皮；若湿重者，加苍术、陈皮；若大便秘结者，去车前子，加制川军。

- ⏩ **附记：** 屡用效佳。一般14剂可愈。曾治7例均愈。若配用外搽方，效果尤佳。药用败酱草、紫苏叶各70克，冰片10克（研末后入）。先将前2味药浓煎取药汁约200毫升，入冰片粉混匀备用。每日涂搽患处4～6次。用治湿疹，效佳。

方歌：助阳止痒用黄芪，桃仁红花炒山甲，再加赤芍皂角刺，
益气散瘀疗效奇。

组成：黄芪30克，桃仁、红花各6克，皂角刺、赤芍、炒山
甲各3克。

用法：水煎服，每日1剂，日服2次。

方解：方用黄芪补气以助血行；配以桃仁、红花、炒山甲、
皂角刺活血行瘀，通络止痒。综观全方，遵"血行风自灭"
之法，不治痒则痒自止，共奏益气散瘀、通络止痒之功。

主治：湿疹。症见皮肤瘙痒日久、神疲倦怠、皮肤干燥不润等。

加减：若见阴血亏虚，加生地黄、熟地黄、当归；瘙痒甚，
加蝉衣、蚕沙。

益气散瘀，通络止痒。

助阳止痒汤

【方源】
清代王清任
《医林改错》

方歌：三黄洗剂用大黄，黄芩黄柏苦参囊，清热燥湿善止痒，
临床外用效堪奇。

组成：大黄、黄柏、黄芩、苦参各等分。

用法：上药共研细末，每取10～15克，加入蒸馏水100毫升，
医用苯酚1毫升。用时摇匀，外搽患处，每日3～5次。

方解：方用大黄、黄柏、黄芩、苦参集苦寒燥湿于一炉，共
奏清热消肿，止痒敛湿之功。

主治：急性皮肤病、皮炎、湿疹、疖肿、蚊蚤叮咬、伴有红
肿焮痒或有少量渗液等。

加减：临床应用，多有加减，常去苦参，加黄连或虎杖、紫草、
接骨草。如本方加少许九一丹，摇匀外搽脓疱疮效。

附记：①用时，先将瓶中药液摇匀，外搽后，宜采用暴露疗法。
头面部用药，注意勿使其溢入眼睛，以免受刺激。小儿皮肤
稚嫩，不宜加入薄荷酊，九一丹等刺激性较强的药物。②本
方可制成煎液，或研粉，或研粉后加入麻油、凡士林制成软
膏；使用时可外搽、外敷，或保留灌肠，或灌注引流，或湿敷，
或点滴等，使本方的应用范围不断扩大。

清热，燥湿，止痒。

三黄洗剂

【方源】
现代
《中医外科学》

17

神经性皮炎

神经性皮炎又名慢性单纯性苔藓，是一种以阵发性剧痒和皮肤苔藓样变为特征的慢性炎症性皮肤病，多见于成年人，好发于颈侧、项部、背部、肘部、膝部、股内侧、会阴、阴囊等处。初起时为局部皮肤瘙痒，无皮疹。以后因为搔抓或摩擦，局部出现苔藓样变。患处皮肤干燥，浸润肥厚，表面可有抓伤、血痂及轻度色素沉着。皮疹若局限在某一部位，称局限性神经性皮炎；皮疹若广泛分布至全身，称播散性神经性皮炎。本病治疗时宜疏肝清热、疏风止痒。

消风化瘀汤

祛风止痒，清热凉血，破滞化瘀。

【方源】
《治验百病良方》

- 方歌：消风化瘀用荆防，三棱莪术露蜂房，蝉蜕重楼生甘草，再加紫草生地黄。

- 组成：荆芥、防风、三棱、莪术、生甘草各10克，蝉蜕5克，露蜂房3克，生地黄、重楼各15克，紫草20克。

- 用法：水煎服，每日1剂，日服2次，早、晚分服。并用药渣（三煎）煎汤洗浴，或将药渣装入纱布袋内局部热敷，每日1次，每次10～15分钟。待症状减轻后，隔日给药1剂，再递减至隔2～3日1剂。

- 方解：方用荆芥、防风、蝉蜕祛风止痒，露蜂房祛风解毒，生地黄、紫草凉血清热，三棱、莪术破滞化瘀，重楼、生甘草清热解毒。诸药合用，共奏祛风止痒、清热凉血、破滞化瘀之功。

- 主治：神经性皮炎、皮肤苔藓化或瘙痒剧烈，粟烂样丘疹，甚则渗液，结痂等。

- 加减：若见皮肤苔藓化严重者，加桃仁、王不留行各10克；痒剧者，加乌梢蛇10克；干燥脱屑较多者，加全当归10克；糜烂有渗液者，加地肤子10克；失眠或夜寐不宁者，加夜交藤10克；急躁易怒者，加五味子、白芍各10克。

- 附记：临床验证效佳。妇女经期及孕妇停服。

- 方歌：解鳞汤中用苦参，荆蝉细桂生地黄，归芍川芎丹皮入，全蝎蜈蚣草羌活。
- 组成：苦参 50 ~ 70 克，生地黄 30 克，蝉蜕、荆芥、桂枝、牡丹皮、当归、川芎、甘草各 10 克，细辛 5 克，全蝎 25 只，羌活、赤芍各 15 克，蜈蚣 6 条（后 2 味共研细末，分冲）。
- 用法：水煎服，每日 1 剂，日服 3 次。
- 方解：中医认为"风盛则痒""血虚，血瘀，皮肤失养则出现苔藓样变"。故方用荆芥、细辛、桂枝、蝉蜕、全蝎、蜈蚣、羌活祛风通络，生地黄、赤芍、牡丹皮、当归、川芎凉血活血化瘀，苦参清热利湿。方中运用大量祛风通络，活血化瘀之品，并重用苦参，清热利湿之品，共奏活血通络、祛风止痒、清热利湿之功效。
- 主治：神经性皮炎，症见剧烈瘙痒及苔藓样皮损等。
- 附记：临床验证效佳。方中全蝎原剂量为 25 克，今改用 25 只。

解鳞汤

活血通络，祛风止痒，清热利湿。

【方源】
《治验百病良方》

- 方歌：风癣汤中地丹参，归芍茜草白鲜皮，红花黄芩苍耳子，玄参苦参地肤草。
- 组成：生地黄 30 克，玄参 12 克，丹参 15 克，当归、白芍、茜草、红花、黄芩、苦参、苍耳子、白鲜皮、地肤子各 9 克，生甘草 6 克。
- 用法：水煎服，每日 1 剂，日服 2 次。
- 方解：方用生地黄、玄参、白芍、丹参、当归、茜草、红花凉血清热，活血化瘀，黄芩、苦参清热利湿，苍耳子、白鲜皮、地肤子祛风止痒，甘草解毒，并调和诸药。诸药合用，共奏清热祛风、活血通络之功。
- 主治：神经性皮炎。
- 加减：在服药同时，应配合外用皮癣膏；黄柏、白芷、轻粉各 25 克，煅石膏、蛤粉、五倍子各 30 克，硫黄、雄黄、铜绿、铅丹各 15 克，枯矾、胆矾各 6 克。各药研和极匀，加凡士林 500 克，调和成软膏状，涂搽患处，日涂 2 ~ 3 次。
- 附记：临床应用多年，内服外涂，治疗神经性皮炎，疗效满意。

风癣汤

清热祛风，活血通络。

【方源】
《古今名医名方秘方大典》

风瘙痒

风瘙痒的特点是皮肤阵发性瘙痒，搔抓后出现抓痕、血痂、色素沉着和苔藓样变等继发性皮损。中医认为，本病多因阴血不足、血虚生风；又因风性燥烈，除其本身可致皮肤干燥而痒外，又当风邪久留体内，致血虚化燥，不能润养皮肤而发生皮肤瘙痒。也有由于风邪与寒邪兼夹侵袭肌表与卫气相搏，而发为风寒痒风者；又有脾失健运，蕴湿不化，复感风邪，客于肌肤，不得疏泄而发为风湿瘙痒症者。本病多属血虚风燥证，但也有兼寒或兼湿，或风寒诱发者，必须辨别清楚，才能准确选方用药。

止痒汤

平肝息风，凉血止痒。

【方源】
《治验百病良方》

- **方歌**：祛风止痒用牡蛎，珠母益母归生地，防风荆芥夜交藤，甘草蝉衣粉丹皮。

- **组成**：牡蛎、珍珠母各30克，生地黄、当归、益母草、夜交藤各24克，牡丹皮15克，防风12克，荆芥9克，蝉衣7克，甘草9克。

- **用法**：先将上药用水浸泡30分钟，牡蛎、珍珠母另煎1小时，再合余药，共煎煮30分钟，每剂煎2次，将2次煎出的药液混合。每日1剂，早、中、晚各温服1次。

- **方解**：方中牡蛎、珍珠母平肝息风，生地黄、当归滋补肝肾，畅通血脉，牡丹皮、益母草凉血化瘀，夜交藤宁心安神；防风、荆芥、蝉衣祛风止痒，甘草缓和，解毒矫味。全方合成，适用于肝肾阴虚、血瘀、血虚生风之"风瘙痒"。其审证要点：多为老年，病程较久，瘙痒与情绪有关，苔薄舌红，脉细数或弦数。

- **主治**：风瘙痒。

- **加减**：若热重者，加黄柏；夹湿者，加泽泻。

- **附记**：尚需注意，服药期间勿饮酒，忌食辛辣食物，避免各种刺激，以免影响疗效。

润燥祛风。

润燥祛风汤

- 方歌：润燥祛风大胡麻，当归生地制首乌，荆芥防风乌蛇肉，苦参鲜皮板蓝根。
- 组成：大胡麻、当归、白鲜皮、苦参、乌梢蛇肉各9克，制何首乌、生地黄各12克，板蓝根15克，荆芥、防风各4.5克。
- 用法：水煎服，每日1剂，日服2次。10剂为1疗程。
- 方解：方用当归、制何首乌、生地黄、大胡麻养血滋阴润燥，板蓝根清热解毒，苦参清热利湿；荆芥、防风、白鲜皮，乌梢蛇祛风止痒。合而用之，共奏清热养血、滋阴润燥、祛风止痒之功。
- 主治：风瘙痒（皮肤瘙痒症）。
- 附记：临床屡用，多能应手取效。

【方源】

徐福松

《许履和外科医案医话集》

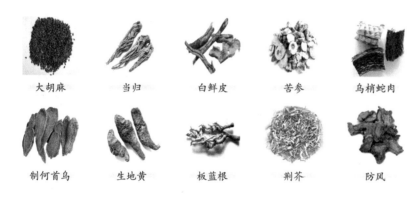

| 大胡麻 | 当归 | 白鲜皮 | 苦参 | 乌梢蛇肉 |
| 制何首乌 | 生地黄 | 板蓝根 | 荆芥 | 防风 |

益气凉血，清热祛风。

益气凉血汤

- 方歌：益气凉血用黄芪，归地桑叶黑豆皮，山栀蝉蜕苍耳子，橘叶杭菊白鲜皮。
- 组成：生黄芪、生地黄、桑叶、苍耳子、黑豆皮、栀子皮、蝉蜕、白鲜皮、杭菊花、橘叶各10克，当归6克。
- 用法：水煎服，每日1剂，日服2次，可连服数剂。
- 方解：方中用黄芪补气，生用重在走表而外达肌肤；橘叶行气，消肿散毒；生地黄、当归凉血散血以去血分之热；桑叶、苍耳子、黑豆皮、栀子皮、蝉蜕、白鲜皮、菊花等有疏风清热之功。药用皮而不用实，取其轻能上升，偏于宣散，用于皮肤之疾，效果更佳。
- 主治：瘙痒症，甚至数年不愈者。

【方源】

张梦侬

《临症会要》

全虫方

息风止痒，除湿解毒。

【方源】
《皮肤科名医药方》
（赵炳南）

🎵 **方歌：** 全虫方中两皂刺，蒺藜苦参白鲜皮，黄柏槐花枳壳炒，再加灵仙湿毒去。

💊 **组成：** 全蝎、猪牙皂角、苦参各6克，皂角刺12克，刺蒺藜、炒槐花各15～30克，威灵仙12～30克，白鲜皮、黄柏各15克。

🥄 **用法：** 每日1剂，水煎2次，早晚分服。服此方时禁食荤、辣腥海味、辛辣动风的食物，孕妇慎用，儿童与老年人酌情减量。

📖 **方解：** 方以全蝎、皂角刺、猪牙皂角为主药。其中全虫性辛平入肝经，走而不守，能息内外表里之风；皂角刺辛散温通，功能消肿托毒，治风杀虫；猪牙皂角能通肺及大肠气，涤清胃肠湿滞，消风止痒散毒。全虫、皂角刺、猪牙皂角三者同伍，既能息风止痒，又能托毒攻伐，对于顽固蕴久深在之湿毒作痒，用之最为相宜。白鲜皮气寒善行，味苦性燥，清热散风，燥湿止痒，协同苦参以助全虫祛除表浅外风蕴湿而止痒；刺蒺藜苦温，祛风"治诸风病疡""身体风痒"，有较好的止痒作用。刺蒺藜协同祛风除湿通络的威灵仙，能够辅助全虫祛除深在之风毒蕴湿而治顽固性的瘙痒。另外脾胃气滞则蕴湿，湿蕴日久则生毒，顽湿聚毒客于皮肤则瘙痒无度，故方中佐以炒枳壳、黄柏、炒槐花，旨在行气清胃肠之结热，以期调理胃肠，清除湿热蕴积之根源，标本兼顾，寓意较深。

📋 **主治：** 慢性湿疹，慢性阴囊湿疹，神经性皮炎，结节性痒疹等慢性顽固瘙痒性皮肤病。症见皮损粗糙，肥厚，久治不愈，继发感染或苔藓样变。舌体胖，舌质暗，苔白或腻，脉缓。

➕ **加减：** 皮肤抓后渗液，胃纳呆滞者加法夏、陈皮、茯苓；四肢酸软，疲乏无力加防己、桑枝、宣木瓜。

⏩ **附记：** 本方对于慢性顽固的瘙痒性皮肤疾病偏于实证者最为相宜。而对于血虚受风而引起的荨麻疹不宜用，除非患者素来体质健康，外受风邪，复因搔抓，皮肤苔藓样病变，瘙痒无度者，尚可加减使用。

面游风是一种因皮脂分泌过多所引起的慢性、亚急性炎症性皮肤病。《医宗金鉴·外科心法要诀·面游风》云："此证生于面上，初发面目浮肿，痒若虫行，肌肤干燥，时起白屑，次后极痒，抓破，热湿盛者津黄水，风燥盛者津血水，痛楚难堪。由平素血燥，过食辛辣厚味，以致阳明胃经湿热受风而成。痒甚者，宜服消风散；痛甚者，宜服黄连消毒饮，外抹摩风膏缓缓取效。"本病以皮肤鲜红色或黄色斑片、表面覆以油腻性鳞屑或痂皮、常有不同程度的瘙痒为临床特征。治宜清热止痒、健脾渗湿、养血润燥。

面游风

何首乌汤

凉血解毒，祛风止痒。

- 📖 **方歌**：何首乌汤生地黄，野菊羌活白蒺藜，芝麻鲜皮地肤子，二芍丹皮生大黄。
- 🌿 **组成**：何首乌30克，生地黄、野菊花各20克，白蒺藜、羌活、白鲜皮、地肤子、黑芝麻各15克，白芍、赤芍、牡丹皮各12克，生大黄10克（后下）。
- ⏰ **用法**：水煎服，每日1剂，日服3次，7天为1疗程。
- 📋 **方解**：方用何首乌、生地黄、白芍、赤芍、牡丹皮凉血养血，野菊花清热解毒，黑芝麻养阴润燥，羌活、白鲜皮、地肤子、白蒺藜祛风止痒，生大黄通腑散瘀。诸药合用，共奏凉血解毒、祛风止痒之功。
- 📓 **主治**：脂溢性皮炎。
- ➕ **加减**：若头晕者，加枸杞子、天麻、钩藤各10克；若失眠者，加酸枣仁、远志、土茯苓各10克；若大便秘结者，加白术20克，柏子仁15克；若头皮痒甚，用百部30克，煎水洗头，日洗2次。
- ⏩ **附记**：据报道，用本方治疗脂溢性皮炎87例，其中，治愈者80例，显效者4例，好转者3例。痊愈80例中，1个疗程治愈者32例，2个疗程治愈者28例，3个疗程治愈者20例。服药期间禁食辣椒及油腻之品，并忌烟、酒。

【方源】
《治验百病良方》

油风

油风即斑秃，表现为毛发成片脱落，头皮色白而光亮，有时有轻痒感，或无任何自觉症状。此多因阴血不足，肝肾虚亏，心肾不交，血虚不能荣养肌肤，腠理不固，风邪乘虚而入；其发为血之余，风盛血燥，发失所养则脱落。治宜滋补肝肾、益气补血、凉血息风、养阴护发等。

七宝美髯丹

滋肾精，养肝血。

【方源】

清代汪昂
《医方集解》

- 方歌：七宝美髯何首乌，菟丝牛膝茯苓俱，骨脂枸杞当归合，专益肝肾精血虚。

- 组成：何首乌（切片，用黑豆拌，九蒸九晒）500克，白茯苓、怀牛膝（酒浸、同何首乌从第7次蒸至第9次蒸）、当归（酒洗）、枸杞子（酒浸）、菟丝子（酒浸蒸）各250克，补骨脂（用黑芝麻拌炒）120克。

- 用法：上药共研为极细末，炼蜜为丸，每丸重9克。每日早、晚各服1丸，淡盐开水送服。也可改用饮片作汤剂水煎服，各药用量按常规剂量酌定。

- 方解：中医认为"肾者主藏，封藏之本，精之处也，其华在发""肝藏血，发为血之余"，肝肾"乙癸同源"。因此，脱发之病，皆因肝肾两亏所致。故方用何首乌、牛膝、当归、枸杞子、菟丝子、补骨脂入肝肾，温养滋补，填精益髓，扶羸升陷；茯苓渗湿健脾而补心气。综观全方，不寒不燥，可使肝肾精血旺盛，不但一切虚陷证可愈，并且须发自然润泽美华，因得美髯之名。

- 主治：肝肾不足病程日久，平素头发焦黄或花白，发病时呈大片均匀脱落，甚或全身毛发脱落；伴头昏，耳鸣，目眩，腰膝酸软；舌淡，苔剥，脉细。

- 加减：若见阳虚，可加巴戟天、淫羊藿。

方歌：生发丸中用天麻，当归川芎菟丝子，熟地白芍羌木瓜，养血生发效果佳。

组成：天麻15克，川芎200克，当归100克，菟丝子150克，羌活40克，木瓜、熟地黄、白芍各50克。

用法：上药共研细末，炼蜜为丸，每丸重10克。每次服1丸，每日服2次，开水送服。

在丸剂未配制成前，可先服汤剂1～2周，每日1剂。用时，配合侧柏叶100克，煎水洗头，每日1剂，日洗2次，用生姜片擦拭脱发处，每日2次。

方解：方用当归、川芎、菟丝子、熟地黄、白芍益肾养肝，滋阴活血；羌活、木瓜祛风除湿；天麻祛风生发。合而用之，共奏益肾养肝、祛风生发之功。

主治：斑秃。

加减：若由于过劳属精血虚者，加何首乌100克，桂圆肉、核桃仁、酸枣仁、柏子仁各50克；因受精神刺激属阴虚阳旺者，加生地黄、地骨皮各100克，女贞子、菊花各50克，代赭石150克。

附记：据报道，用本方治疗斑秃患者12例，均获痊愈。平均治愈时间为2个月。

【方源】
《治验百病良方》

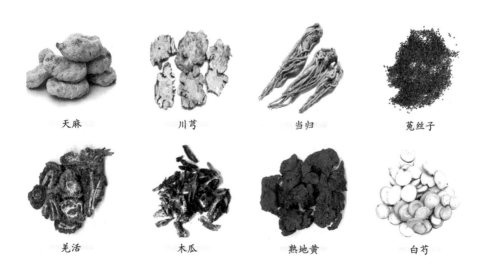

| 天麻 | 川芎 | 当归 | 菟丝子 |

| 羌活 | 木瓜 | 熟地黄 | 白芍 |

加味养血生发汤

滋补肝肾，养血生发。

【方源】
《名医治验良方》
（赵炳南方）

- ✋ 方歌：加味养血生发汤，二地二藤生黄芪，白芍川芎冬虫草，旱莲桑椹瓜天麻。
- 组成：生地黄、熟地黄、鸡血藤、何首乌藤、白芍、桑椹各15克，生黄芪30克，川芎、墨旱莲各9克，明天麻、冬虫夏草、木瓜各6克。
- 用法：水煎服，每日1剂，日服2次。
- 方解：方中以生地黄、熟地黄、何首乌藤、白芍、桑椹、墨旱莲、冬虫草养血滋补肝肾，生黄芪、川芎益气固表，活络，天麻、木瓜散风镇静，而天麻尚有补血补肝肾而促进生发的作用。诸药合用，共奏滋补肝肾、养血生发之功。
- 主治：斑秃（全脱）。
- 加减：若病已初愈，毳毛卫生，可改用桑椹膏及七宝美髯丹（均为市售），以巩固疗效，促进发生。
- 附记：屡用屡验，效佳。

加减美髯汤

补养肝血，佐以益肾。

【方源】
李文亮
《千家妙方·下》
（宛新铮方）

- ✋ 方歌：加减美髯何首乌，归芍菟丝龟鳔胶，骨脂枸杞怀牛膝，赭石竹叶草连翘。
- 组成：何首乌、当归各30克，杭白芍12克，鱼鳔胶（烊化）、补骨脂、淡竹叶各9克，菟丝子、枸杞子、怀牛膝各10克，代赭石、炙甘草各6克，连翘心4.5克。
- 用法：水煎服，每日1剂，日服2次。
- 方解：中医认为"发为血之余"，治宜补肝血，清心益肾。故方用何首乌、当归、白芍、枸杞子、怀牛膝补养肝心，菟丝子、补骨脂、鱼鳔胶益肾精，代赭石降逆和胃，淡竹叶、连翘心清心安神，炙甘草温中，调和诸药。诸药合用，共奏补养肝血、益肾清心之功。
- 主治：斑秃（肝血虚型）。
- 加减：若睡眠不佳者，何首乌可改用何首乌藤，另加龙齿等。
- 附记：据报道，用本方治疗斑秃已近6年，积累病例42例，均获得满意效果，一般连续服药20～30剂即获显效。

猫眼疮又称雁疮、寒疮，是一种急性自限性炎症性皮肤病。因其疮形如猫之眼，光彩闪烁无脓血面得名。中医认为，本病多因禀赋不耐，风寒外袭，以致营卫不和，寒凝血滞而成；或为外感风热，风热之邪郁于肌肤而发；或因风湿热邪内蕴，毒火炽盛，气血燔灼，蕴结肌肤而致；亦可因病灶感染，药物及鱼、虾、蟹类食物过敏等引起。内治宜清热解毒利湿、和营祛寒化湿；外治可选用三黄洗剂、马齿苋水剂、青黛膏、青吹口散等。

消斑汤

疏风化痰，解毒消斑。

- **方歌**：消斑汤内用防风，荆芥羌活白芥子，再加藁本生甘草，疏风化痰效堪夸。

- **组成**：羌活、防风、荆芥、白芥子、藁本、甘草各15克。

- **用法**：水煎服，每日1剂，日服2次。

- **方解**：方用荆芥、防风、藁本疏风散邪，羌活祛风湿，白芥子化痰通络，甘草解毒，调和诸药。合而用之，共奏疏风化痰、解毒消斑之功。

- **主治**：多形性红斑。

- **加减**：若面颈部多者，加川芎；若上肢多者，加桂枝；若下肢多者，加独活；若四肢多者，加桑枝；若咽喉痛者，加牛蒡子；若食欲不振者，加木瓜；若失眠者，加远志；若瘙痒者，加蝉蜕；风寒者，加肉桂、制附子。

- **附记**：据报道，用本方治疗多形性红斑患者65例，全部治愈。最短服药2剂，最多15剂即愈，平均服6剂。

【方源】
《治验百病良方》

加味疏风凉血饮

健脾祛湿，疏风凉血。

【方源】

《名医治验
良方》
（赵炳南方）

- 方歌：加味疏风凉血饮，生地丹皮紫草随，黄芩防风白鲜皮，秦艽白术云茯苓。
- 组成：生地黄、紫草、黄芩、云茯苓各12克，牡丹皮、防风、秦艽、白术各9克，白鲜皮15克。
- 用法：水煎服，每日1剂，日服2次。
- 方解：方用生地黄、牡丹皮、紫草凉血清热，黄芩清热燥湿，防风、秦艽、白鲜皮疏风祛湿，白术、茯苓健脾祛湿。诸药合用，共奏健脾祛湿、疏风凉血之功。
- 主治：多形性红斑。
- 加减：服药同时外用普连软膏（黄芩粉30克，黄柏粉30克，凡士林240克，和匀成膏），涂搽患处。
- 附记：多年应用，效果甚佳。

益气消斑汤

益气助阳，活血消斑。

【方源】

《治验百病
良方》

- 方歌：益气消斑用参芪，首乌赤芍紫丹参，桂枝附子陈皮草，气阳两虚虚寒多。
- 组成：生黄芪15克，制何首乌、党参、赤芍、桂枝、丹参各10克，附子、陈皮、炙甘草各6克。
- 用法：水煎服，每日1剂，日服2次。
- 方解：方用黄芪、党参、桂枝、附子益气助阳，逐寒消斑，制何首乌、赤芍、丹参养血活血，陈皮理气化痰，炙甘草温中调和诸药。诸药合用，共奏益气助阳、活血消斑之功。
- 主治：多形性红斑。
- 加减：若瘀血明显者，加川芎、红花、桃仁各10克；若寒冷明显者，加干姜6克。
- 附记：据报道，用本方治疗多形性红斑患者61例，经用药1～2个疗程后，其中，治愈者58例，好转者3例。总有效率为100%。

黄褐斑是一种面部色素增生性皮肤病，它多分布在鼻及鼻两侧，形似蝴蝶，故俗称"蝴蝶斑"。此斑表面光滑无皮屑，既不痒，也不痛，长期存在，多年不褪，但日晒后加重。中医学认为，本病的发生与肝、脾、肾功能失调有关；或因肝病而引起者，又有"肝斑"之称；或因脾虚不能化生精微，气血再亏，肌肤失去营养，以致湿热熏蒸而患此病；或因肾阴虚，水亏不能制火，血弱不能华色，虚热内蕴，郁结不散，阻于皮肤所致。

🎵 **方歌：** 九草消斑蛇舌草，旱莲夏枯益母草，败酱紫草生甘草，谷精草与豨莶草。

💊 **组成：** 白花蛇舌草50克，墨旱莲、益母草各20克，夏枯草、败酱草、谷精草、豨莶草各15克，紫草、生甘草各10克。

💭 **用法：** 水煎服，每日1剂，日服2～3次。5剂为1疗程。

🩺 **功效：** 清热解毒，活血消斑。

📋 **方解：** 方用白花蛇舌草、败酱草、生甘草清热解毒，益母草、紫草凉血活血，墨旱莲、谷精草清热养阴，夏枯草清热消斑，豨莶草祛风湿。诸药合用，共奏清热解毒、活血消斑之功。

➕ **加减：** 若气郁甚者，加广木香、香附各8克；血瘀甚者，加丹参、川芎、红花各10克；若属肾虚者，加菟丝子、杜仲、川续断、女贞子各10克；若肝郁甚者，加白芍20克，柴胡、牡丹皮各10克。

⏩ **附记：** 据报道，用本方治疗黄褐斑135例，其中，治愈者126例，有效者7例，无效者1例。一般用药2～3个疗程即可治愈或见效。

黄褐斑。

九草消斑汤

【方源】
《治验百病良方》

益母消斑汤

补益肝肾，清热燥湿，活血消斑。

【方源】
《治验百病良方》

- 方歌：益母消斑熟地黄，苓菊山药牡丹皮，泽泻黄柏山茱萸，女贞枸杞与陈皮。
- 组成：怀山药、益母草各20克，熟地黄、土茯苓、野菊花、牡丹皮、泽泻各15克，黄柏、山茱萸、陈皮、枸杞子、女贞子各10克。
- 用法：水煎服，每日1剂，日服2次。
- 方解：方用熟地黄、怀山药、山茱萸、枸杞子、女贞子补益肝肾，益母草、牡丹皮活血凉血，野菊花清热解毒，泽泻、土茯苓利水消斑，陈皮、黄柏清热燥湿。诸药合用，共奏补益肝肾、清热燥湿、活血消斑之功。
- 主治：黄褐斑。
- 加减：若血虚者，加全当归、制何首乌各10克；若血瘀者，加红花、川芎、鸡血藤各10克；若失眠者，加远志、酸枣仁各10克。
- 附记：据报道，用本方治疗黄褐斑123例，其中，治愈者120克，好转者3例。总有效率为100%，治愈率为97.56%。

加味化瘀消斑汤

活血散风。

【方源】
李文亮《千家妙方·下》（刘奉五方）

- 方歌：加味化瘀消斑汤，当归川芎香附裹，红花藁本益母草，芥穗牛膝芷柴胡。
- 组成：当归、益母、藁本、制香附、牛膝、荆芥穗各9克，川芎3克，红花、白芷各6克，柴胡4.5克。
- 用法：水煎服，每日1剂，日服2次。
- 方解：方用当归、川芎、红花、益母草活血化瘀；柴胡、香附疏肝解郁，调畅气机；藁本、白芷、荆芥穗疏散风邪，且藁本还有载药上行之功；牛膝散瘀，并导热下行，一升一降调畅气机，和调气血。诸药合用，用共奏活血化瘀、散风理气之功。
- 主治：面部黑色素沉积症（黑斑）。
- 附记：屡用屡验，效佳。一般用药30剂左右可愈。

腋臭俗称狐臭，主要症状是腋窝等褶皱部位散发难闻气味，似狐狸肛门排出的气味，故名。腋窝处有大汗腺分布，排出的汗液中往往含有较多的脂肪酸，呈淡黄色，当其浓度达到一定程度，再经细菌的分解，进而产生不饱和脂肪酸，遂发出难闻的气味。腋臭虽然不算什么疾病，但它影响患者的社会生活，严重者可以导致患者心理障碍。

腋臭

腋臭散

解毒杀虫，清热消臭，收敛止痒。

- 方歌：腋臭散内生大黄，轻粉龙骨枯胆矾，丁香冰片寒水石，妙配一味密陀僧。

- 组成：生大黄、密陀僧、轻粉各60克，煅龙骨、枯矾各30克，煅胆矾、煅寒水各10克，公丁香、冰片各15克。

- 用法：上药共研极细末，过120目筛后，贮瓶密封备用。用时，先清洁患部，再用棉花团或海绵一块，蘸本方药末涂搽患处，微用力揉搓3～5分钟。每晚睡前1次。若在洗澡后涂搽，效果更好，5天为1疗程。

- 方解：方用轻粉、冰片解毒杀虫，生大黄、寒水石清热散瘀，密陀僧、煅龙骨收敛消臭止痒，枯矾、胆矾收敛燥湿，公丁香理气祛风。诸药合用，共奏解毒杀虫、清热消臭、收敛止痒之功。

- 主治：腋臭。

- 附记：据报道，用本方治疗腋臭患者57例，经用药2～3个疗程后，其中，治愈者55例，好转2例。

【方源】
《治验百病良方》

腋臭散

祛风、杀虫、止痒。

【方源】
明代陈实功
《外科正宗》

- 方歌：密陀僧散用硫黄，雄黄石黄轻蛇床，研专外扑或醋调，祛风杀虫收敛良。
- 组成：硫黄、雄黄、蛇床子各6克，石黄、密陀僧各3克，轻粉1.5克。
- 用法：上药共研细开，贮瓶备用。每用适量，直接外扑，或醋调搽擦患处，日搽1～2次。
- 方解：方用硫黄、雄黄、石黄解毒杀虫，配以蛇床子密陀僧收敛止痒。合而用之，共奏解毒、杀虫、止痒之功。
- 主治：狐臭、足癣、白癜风、花斑癣等病症。

硫黄　雄黄　蛇床子　石黄　密陀僧　轻粉

狐臭散

解毒杀虫，活血通络。

【方源】
《外治汇要》

- 方歌：狐臭散风用升药，轻粉冰片刘寄奴，研末直扑患处上，药简力专效更宏。
- 组成：刘寄奴、升药各40克，轻粉60克，冰片50克。
- 用法：上药共研极细末，贮瓶密封备用。用时，先剃净或剪除腋毛，洗净。取本散适量，撒于腋窝部，用手指轻轻揉搓3～5分钟，再紧挟腋窝8～10分钟。每日睡前1次。10次为1疗程。
- 方解：方用轻粉、冰片、升药解毒杀虫，配以刘寄奴活血通络。合而用之，共奏解毒杀虫、活血通络之功。
- 主治：腋臭。
- 附记：据报道，用本方治疗腋臭患者145例，经用药1～2个疗程后，腋臭症状完全消失。随访1～2年，均未见复发。

荨麻疹是一种常见的过敏性皮肤病，主要表现为皮肤突然出现风团，形状大小不一，颜色为红色或白色，迅速发生，消退亦快，也可一天发作多次，有剧烈的瘙痒。本病相当于中医学"瘾疹"等范畴，治疗时宜疏风止痒。患者饮食上应忌食鱼、虾等易致敏的蛋白质食物及辛辣刺激之品，忌饮酒、浓茶、咖啡等，避免皮毛、化纤织物直接接触皮肤，避免搔抓止痒。

荨麻疹

荨麻疹丸

清热解毒，祛风止痒，益气凉血。

🔖 **方歌：**荨麻疹丸归蝉麻，荆防英桑丹豉力，参芪芩连地丁草，芷蒺薄萍芍地黄。

💊 **组成：**蝉衣、当归各6克，麻黄、荆芥、防风各4.5克，蒲公英、桑白皮各15克，生地黄炭、淡豆豉、牡丹皮各12克，白芷、白蒺藜、赤芍、大力子、党参、薄荷、浮萍、地丁、黄芩、黄芪各9克，川黄连3克。

👆 **用法：**上药共研细末，水泛为丸如小米粒大。每次服6克，日服3～4次，用温开水送服。一般7～14天开始见效，连服60天，以巩固疗效。

📕 **方解：**方用蝉衣、麻黄、荆芥、防风、白芷、白蒺藜、薄荷、浮萍祛风胜湿，蒲公英、地丁、黄芩、黄连清热解毒，生地黄、牡丹皮、赤芍凉血清热，党参、黄芪益气健脾，桑白皮、大力子清热宣肺，豆豉解热除烦。诸药合用，共奏清热解毒、祛风止痒、益气凉血之功。

📖 **主治：**慢性荨麻疹。

⏩ **附记：**①外洗方：在服药同时配用外洗方洗浴或搽身。药用樟木90克，苦参片、浮萍、明矾各30克。用纱布包扎好，入锅内加清水3000毫升左右，煮沸10分钟左右后去纱布药包，用药水洗浴或搽身。日洗2次。②疗效：用本方治疗慢性荨麻疹21例，结果痊愈19例，显效2例。患者病程最短3个月，最长17年。

【方源】
《治验百病良方》

白术汤

健脾利湿，理气活血，祛风止痒。

【方源】
《治验百病良方》

方歌：白术汤中茯苓皮，枳壳蝉衣与防风，荆芥瓜皮赤小豆，健脾利湿除风疹。

组成：炒白术、炒枳壳、蝉衣、赤芍、防风各6克，茯苓皮、赤小豆、冬瓜皮各12克，荆芥3克。

用法：水煎服，每日1剂，日服2次。

方解：方用炒白术、茯苓皮、冬瓜皮健脾利湿，赤芍、赤小豆活血利水，枳壳理气宽中，荆芥、防风、蝉衣祛风止痒。诸药合用，共奏健脾利湿、祛风止痒之功。

主治：丘疹性荨麻疹。

加减：若见剧痒者，加地肤子3～6克，苍耳子1.5～3克；若合并感染者，加金银花、绿豆壳各9～12克。

同时配用外治法：一般用15%百部酊（百部15克，薄荷脑1克，75%酒精加至100毫升，浸泡5～7天后滤液备用）外搽患处。若合并感染者则外涂地虎散（炒地榆、虎杖各等分研细末，植物油按25%的浓度调成）。

附记：据报道，用本方治疗丘疹性荨麻疹56例，结果痊愈者53例，占94.6%；有效者3例。本组病例中，44例服药3～9剂，12例服药10～15剂。

荨麻疹方

清热解毒，活血祛风。

【方源】
王渭川
《王渭川临床经验选》

方歌：荨麻疹方生蒲黄，槐花大黄板蓝根，紫草红藤大青叶，荆芥茜草蒲公英。

组成：大青叶、槐花、茜草、生蒲黄各9克，大黄、青荆芥各6克，紫草15克，红藤、蒲公英、板蓝根各24克。

用法：水煎服，每日1剂，日服3次。

方解：方用大青叶、红藤、蒲公英、板蓝根清热解毒，槐花、紫草、茜草、大黄、蒲黄凉血活血，荆芥祛风止痒。诸药合用，共奏清热解毒、活血祛风之功。

主治：荨麻疹。

加减：血虚者，加熟地黄、当归各9克；血热者，加生地黄、鳖甲各9克。

附记：屡用屡验，效果甚佳。

风疹汤

清热活血，祛风止痒。

- 方歌：风疹汤中归芍红，防芥蝉蜕白僵蚕，连翘知母苦参入，山甲苍术鲜陈皮。

- 组成：当归9克，赤芍12克，红花10克，防风9～12克，生芥穗6～10克，连翘12～18克，知母10克，蝉蜕9～15克，苦参10～30克，白鲜皮10～30克，白僵蚕10克，炙山甲6～9克，苍术6～10克，陈皮9克。

- 用法：水煎服，每日1剂，日服2～3次。

- 方解：本方是由消风散加减而成。方用当归、赤芍、红花活血凉血，血行风自灭；生芥穗、防风、蝉蜕、僵蚕、白鲜皮祛风止痒，而芥穗、防风辛散轻浮之力以祛全身之风；蝉蜕、僵蚕轻扬轻散之力，更兼以皮走皮之性，而祛皮肤之风；连翘、知母清热养阴；苦参、苍术清热利湿；山甲通络，无处不到，引药达病所；陈皮理气和中。诸药合用，共奏清热活血、祛风止痒之功。

- 主治：顽固难愈之风疹（荨麻疹）、血风疮、牛皮癣等皮肤病。

- 加减：风疹顽固久治不愈者，可再加皂角刺6～9克，蛇蜕3～5克，忍冬藤30克，丹参30克，苦参、白鲜皮均用30克，连翘可加到20～30克；兼有头痛、月经错后、月经量少者，加川芎6～10克；皮肤瘙痒处用手搔抓后发红而感到灼热者，可加生地黄10～20克，炒黄柏9～12克；兼口渴、恶热，或多在夏季或热环境中发病者，可加生石膏30克（先煎），川黄连6～10克，薄荷3～5克（后下），生地黄10～15克；红疹隐隐痒而不易外透者，加牛蒡子10克，升麻9克，桔梗3～6克。

- 附记：在临床上，皆取得非常满意的效果。

【方源】
《名医治验良方》
（焦树德方）

痤疮

痤疮，俗称青春痘、粉刺、暗疮，是青春期常见的皮肤病，痤疮是一种发生于毛囊皮脂腺的慢性皮肤病。中医学称之为"粉刺""面粉渣""酒刺""风刺"等，并认为素体阳热偏盛是痤疮发病的根本；饮食不节，外邪侵袭是致病的条件；血郁痰结使病情复杂深重。素体阳热偏盛，加之青春期生机旺盛，营血日渐偏热，血热外壅，气血瘀滞，蕴阻肌肤，而发本病；或因过食辛辣肥甘之品，肺胃积热，循经上熏，血随热行，上壅于胸面。若病情日久不愈，气血瘀滞，经脉失畅；或肺胃积热，久蕴不解，化湿生痰，痰瘀互结，致使粟疹日渐扩大，或局部出现结节，累累相连。中医治疗痤疮，应辨证施治。

凉血疏风汤

凉血疏风。

【方源】
《名医治验良方》（刘云龙方）

- 方歌：凉血疏风水牛角，赤芍丹皮生地黄，黄芩黄连冬桑叶，再加蝉衣当归尾。
- 组成：水牛角（先煎）、生地黄各30克，赤芍、牡丹皮、黄连、黄芩、桑叶、蝉衣（去头足）各10克、当归尾6克。
- 用法：水煎服，每日1剂，日服2次。
- 方解：方用水牛角、生地黄清心凉血，黄芩、黄连、牡丹皮泻火解毒，桑叶、蝉衣疏风通络，当归尾、赤芍活血祛瘀，宗古人"治风先治血，血行风自灭"之意。诸药合用，共奏凉血解毒、活血疏风之功，故病得愈。
- 主治：面部痤疮（血热风胜型）。
- 附记：①疗效：屡用效佳。一般5～10剂可愈。②兼治：此方对于荨麻疹，过敏性皮炎等，只要病机相同者，用之亦能收到一定的疗效。

方歌：加味化瘀消坚汤，生地丹皮与赤芍，公英重楼夏枯草，昆布海藻炒莪棱。

组成：生地黄30克，牡丹皮、赤芍、重楼、夏枯草、昆布、海藻、炒三棱、炒莪术各9克，蒲公英15克。

用法：水煎服，每日1剂，日服2次。

方解：方用生地黄、牡丹皮、赤芍凉血清热，蒲公英、重楼清热解毒，夏枯草、昆布、海藻消痰软坚，三棱、莪术破瘀通络。诸药合用，共奏凉血清热，消痰软坚、破瘀通络之功。

主治：囊肿性痤疮。

附记：屡用效佳。

加味化瘀消坚汤

凉血清热、消痰软坚。

【方源】
《名医治验良方》

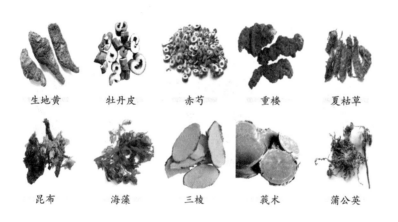

生地黄　　牡丹皮　　赤芍　　重楼　　夏枯草

昆布　　海藻　　三棱　　莪术　　蒲公英

方歌：痤疮饮中用黄芩，黄连苦柏桑白皮，苦菊苓地枇杷叶，甘草赤芍与连翘。

组成：黄芩、黄连、黄柏、苦参、菊花各10克，土茯苓、生地黄各25克，桑白皮、枇杷叶、赤芍、连翘、甘草各15克。

用法：水煎服，每日1剂，早、晚饭后服。

方解：方用黄芩、黄连、黄柏清热燥湿，生地黄、赤芍凉血活血，菊花、连翘、生甘草清热解毒，桑白皮、枇杷叶宣肺利气，苦参、土茯苓清热利湿。诸药合用，共奏清热解毒、宣肺利气、凉血活血之功。

主治：痤疮。

附记：据报道，用本方治疗痤疮30例，均收佳效。

痤疮饮

清热解毒，凉血活血。

【方源】
《治验百病良方》

白草枇杷饮

清热燥湿，宣肺通络。

【方源】
《治验百病良方》

- 📖 **方歌：**白草枇杷治痤疮，当归白芷桑白皮，黄连黄柏山栀草，用之临床疗效好。
- 🔬 **组成：**白花蛇舌草50克，枇杷叶、当归、桑白皮各15克，栀子、白芷、黄柏各10克，黄连5克，甘草5克。
- 🥄 **用法：**水煎服，每日1剂，日服2次。
- 🔍 **方解：**方用白花蛇舌草、栀子清热解毒，黄柏、黄连泻火燥湿，枇杷叶、桑白皮宣肺利气，当归、白芷活血祛风，甘草解毒，调和诸药。诸药合用，共奏清热燥湿、宣肺通络之功。
- 📋 **主治：**囊肿性或硬结性痤疮。
- ▶▶ **附记：**临床屡用，疗效较好。

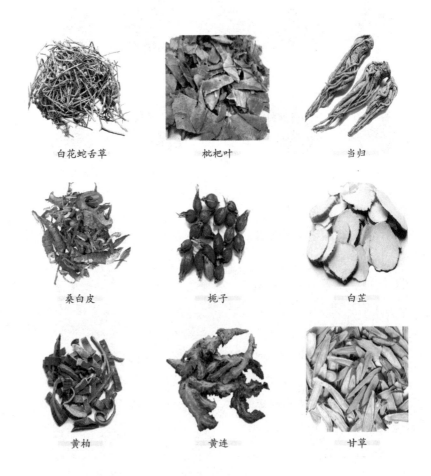

白花蛇舌草	枇杷叶	当归
桑白皮	栀子	白芷
黄柏	黄连	甘草

酒渣鼻又名玫瑰痤疮，俗称酒糟鼻、红鼻子，是一种好发于面部中央的慢性炎症皮肤病。多发生在中年人。毛囊虫感染、胃肠功能障碍、内分泌功能失调、情绪激动、嗜酒、过食辛辣、冷热刺激等因素，均可使人患上酒渣鼻。本病发病时，鼻部、面颊处出现红斑，范围由小到大，以后出现丘疹、脓疱及毛细血管扩张，如果病情得不到及时控制，甚至可发展成鼻赘。中医认为，酒渣鼻多由肺胃积热，症结于鼻所致，治疗时宜清热凉血、活血化瘀。

颠倒散

凉血活血，解毒杀虫。

- 🖐 **方歌**：颠倒散敷功效极，大黄硫黄各研细；等分再匀凉水调，专医酒鼓肺风刺。
- 🌿 **组成**：大黄、硫黄各等分。
- 🥄 **用法**：上为细末，以凉水调敷。
- 🧴 **方解**：方中大黄味苦性寒，清热泻火，解毒，硫黄味辛性温，杀虫止痒，二药性寒热颠倒故曰颠倒散。
- 📋 **主治**：主治酒渣鼻，肺风粉刺。临床上用于黑头粉刺型或丘疹性脓疱型痤疮，脂溢性皮炎者。
- ⏩ **附记**：忌饮酒及辛辣刺激性食物。

【方源】
清代吴谦
《医宗金鉴》

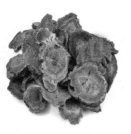

大黄

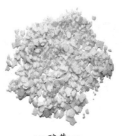

硫黄

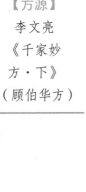

养阴清热通腑。

加味养阴清热汤

【方源】

李文亮
《千家妙
方·下》
（顾伯华方）

🎵 方歌：加味养阴清热汤，玄参生地制大黄，黄芩侧柏蛇舌草，生山楂与桑白皮。

📋 组成：玄参、生石膏、侧柏叶、生山楂各12克，生地黄15克，白花蛇舌草30克，黄芩、制大黄、桑白皮各9克。

🥣 用法：水煎服，每日1剂，日服2次。

🏛 方解：方用白花蛇舌草、黄芩清热解毒，桑白皮、生石膏宣肺透热，生地黄、侧柏叶、生山楂凉血活血，玄参滋阴降火，制大黄通腑泄热。合而用之，共奏养阴凉血、清热通腑之功。

📖 主治：酒渣鼻。

➕ 加减：在服药同时，应配合用"颠倒散"涂敷患处。

⏩ 附记：屡用效佳。一般连用药2个月左右，即收全功。

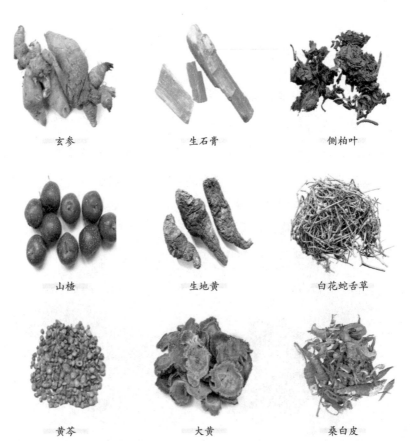

玄参　　　　　　　生石膏　　　　　　　侧柏叶

山楂　　　　　　　生地黄　　　　　　白花蛇舌草

黄芩　　　　　　　大黄　　　　　　　桑白皮

手足皲裂是一种常见的手足皮肤干燥和裂开的疾病。本病好发于手掌、指尖、足跟、足外缘等部位。初起时皮肤干燥、角化增厚、皮纹明显，沿皮纹出现裂口，裂口深浅不一，深者可达皮下，有出血、针刺般疼痛。中医认为，本病为气血不和、外受风寒、血脉凝滞，致使肌肤失养所致，所以治疗时亦温经散寒，活血润肤。

润肤油酊

清热润燥，活血通络。

- 方歌：润肤油酊用青黛，黄连白及红花油，甘油香水乙醇入，外搽患处用之灵。

- 组成：青黛20克，黄连50克，白及100克，红花油、甘油各200毫升，香水5毫升，75%乙醇150毫升。

- 用法：先将前3味药共研为极细末，加入红花油、甘油、香水、乙醇中，混合均匀，贮瓶备用。用时，每取少许外搽患处，时搽2～3次。

- 方解：方用青黛、黄连清热泻火燥湿，白及化瘀生肌，红花油活血通络，甘油润燥，乙醇通络以助药力。合而用之，共奏清热润燥、活血通络之功。

- 主治：手足皲裂。

- 附记：据报道，用本方治疗手足皲裂881例，用药2～5天治愈者231例，6～8天治愈者369例，9～12天治愈者281例，治愈率为100%。

【方源】
《外治汇要》

生血润肤饮

生血补血，润燥增液，活血化瘀。

【方源】
明代虞抟
《医学正传》

- 📖 **方歌：**生血润肤饮归身，二地二冬片黄芩，五味黄芪红花酒，升麻桃仁瓜蒌仁。

- 💊 **组成：**当归身（酒洗）、生地黄、熟地黄（酒洗）、黄芪（蜜炙）、麦冬（去心）各3克，天冬4～5克，五味子9粒，片黄芩（去朽、酒洗）1.5克，瓜蒌仁、桃仁各15克，酒红花0.3克，升麻0.6克。

- 🥄 **用法：**水煎服，每日1剂，日服2次，温服。

- 📋 **方解：**人之精血，内溉脏腑，外润肌肤。若精血亏虚，脏腑、肌肤失养，均可致燥，以致皮肤干燥皲裂，手足粗糙无光泽、毛发焦枯、口干舌燥，故方用当归、生地黄、熟地黄补血生血，以滋化源；黄芪、升麻益气升阳，气行则血行；天冬、麦冬、五味子增液生津，润泽脏腑；桃仁、红花、瓜蒌仁活血化瘀，使瘀血除而新血生；黄芩清热，因燥易化热之故也。诸药合用，共奏补血生血，润肤增液之能。

- 🔲 **主治：**血虚生燥、皮肤皲裂、手足枯燥、搔之屑起血出痛楚、指甲厚者。

- ▶▶ **附记：**屡用有效，久用效佳。又用治鱼鳞病，并配用外治方（川椒、黄连各30克，共研细末，以凡士林500克调匀成膏状），外涂患处，隔日1次，效果亦佳。

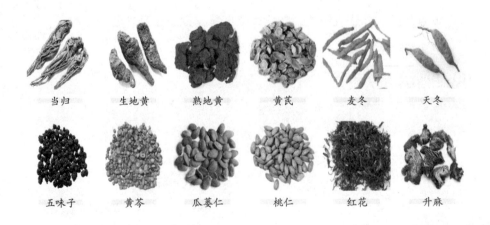

当归　　生地黄　　熟地黄　　黄芪　　麦冬　　天冬

五味子　　黄芩　　瓜蒌仁　　桃仁　　红花　　升麻

第二章

外科病特效处方

中医特效处方大全

子痈

子痈是指睾丸及附睾的感染性疾病，中医称睾丸和附睾为肾子，故以名之。其临床特点：睾丸或附睾肿胀疼痛。其中，急性子痈，发痛急，睾丸或附睾红肿热痛，伴全身热证表现；慢性子痈仅表现为睾丸或附睾硬结，微痛或微胀，轻度触痛。急性子痈湿热下注证，治宜清热利湿、解毒消肿；瘟毒下注证，治宜清热解毒；慢性子痈气滞痰凝证，治宜疏肝理气、化痰散结。

枸橘汤

疏泄厥阴，分利湿热。

【方源】
清代王洪绪
《外科证治
全生集》

- 🎵 **方歌**：子痈湿热下注型，枸橘汤法疏厥阴；泽泻防陈楝秦艽，赤芍甘草水煎安。
- 💊 **组成**：枸橘全个，川楝子、秦艽、陈皮、防风、泽泻、赤芍、甘草各4.5克。
- 🤚 **用法**：水煎服。
- 📖 **方解**：方中枸橘辛苦而温，功善疏肝理气止痛，为方中君药。泽泻清利下焦湿热，秦艽止痛消胀通络，共为方中臣药；川楝子引药入肝，疏利厥阴之逆气，陈皮理气化湿，共为佐；赤芍活血化瘀为使。全方既清湿热，复护阴津，使附睾之管道通畅，精有出路，故而取效。
- 📋 **主治**：湿热下注型子痈。睾丸或附睾肿大疼痛，阴囊皮肤红肿，皱纹消失，焮热疼痛，少腹抽痛，局部压痛明显，脓肿形成时，按之应指；伴恶寒发热；苔黄腻，脉滑数。
- ➕ **加减**：化脓时兼服透脓散；全身高热，阴囊亦红肿焮热者，加龙胆、栀子、黄芩；湿重，阴囊水肿明显者，加车前子、木通；睾丸疼痛剧烈者，加橘核、延胡索。
- ⏩ **附记**：肝肾亏虚及气血瘀滞者忌用。

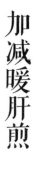

加减暖肝煎

温肾祛寒，养血理气，消肿散结。

- 🎵 **方歌**：加减暖肝枸杞归，苓茴乌药肉桂姜，橘核川楝荔枝核，青皮吴萸广木香。

- **组成**：当归6～9克，枸杞子9克，茯苓6克，小茴香6克，乌药9克，肉桂3～6克，生姜3片，炒橘核9克，炒川楝子9～12克，炒荔枝核9克，青皮6～9克，吴茱萸6克，广木香6～9克。

- **用法**：水煎服，每日1剂，日服2次。

- **方解**：本方系由暖肝煎去沉香加橘核、荔枝核、川楝子、青皮、吴茱萸、广木香而成。适用于肝肾虚寒，下焦气滞者之慢性睾丸炎。方中以当归养血平肝，枸杞子滋补肝肾，配以肉桂助肾阳，小茴香、吴茱萸、乌药温肾暖肝祛寒，理气而治疝；茯苓祛湿，生姜散寒；川楝子、橘核、荔枝核、青皮、广木香疏肝理气，消肿止痛散结。诸药合用，共奏温肾暖肝、理气散结、祛寒止痛之功。如此配伍，其理气止痛、消肿散结之功尤著。

- **主治**：寒疝偏坠、睾丸胀痛、牵引小腹疼痛、见暖则舒缓、遇寒则痛剧。

- **加减**：腹痛明显者，再加白芍9～15克。

- **附记**：如系湿热下注而致的睾丸红肿热痛者，忌用之。本方再加香附、延胡索，对妇女行经时少腹、小腹攻串疼痛者，也有良效。

【方源】
《名医治验良方》
（焦树德方）

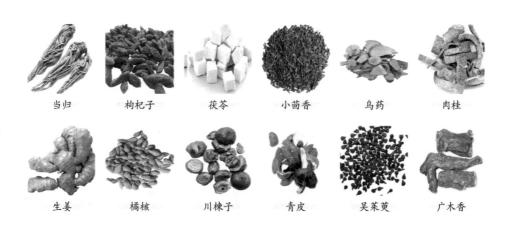

| 当归 | 枸杞子 | 茯苓 | 小茴香 | 乌药 | 肉桂 |

| 生姜 | 橘核 | 川楝子 | 青皮 | 吴茱萸 | 广木香 |

囊痈

囊痈是发于睾丸以外阴囊部位的急性化脓性疾病。其特点是阴囊红肿疼痛，寒热交作，继则皮紧光亮，形如瓢状，痛剧。主要病机为外感湿毒，湿热下注，治宜清热利湿、解毒消肿。

导水消肾丸

引导水气，温化寒湿。

【方源】
明代陈实功
《外科正宗》

🌿 **方歌:** 导水消肾丸茅术，木通肉桂炒牵牛；更入木香共研末，囊痈丸服不须忧。

⚗️ **组成:** 茅山苍术300克（米泔水浸，切片炒黄），木通150克，肉桂30克（刮去粗皮），牵牛60克（微妙），木香30克。

🥣 **用法:** 共为细末，陈米粉打糊丸，如桐子大，每服15克，空腹白开水、清米汤任下。

💊 **方解:** 本方所治证属寒湿内侵。寒湿侵入囊中，经络阻滞，而见囊痈诸证。治当引导水气，温化寒湿。方中苍术辛苦性温，芳香燥烈有燥湿健脾之功，本方用为君。肉桂辛热，补火散寒，用为臣药；木通、牵牛均苦寒之品，合而泻水利尿，导火邪从小便而解，为佐药；木香气味芳香而辛散温通，可行气调中，既有助于散寒，又取气行湿自化之意，故为佐使药。诸药合用，寒邪得散，湿浊得利，因寒湿所致囊痈，服之自愈。

📋 **主治:** 囊痈。内伤生冷，外受风寒，以致寒湿侵入囊中，小者如升，大者若斗，皮肤顽厚，阳物短缩，小便不利，不痛多冷。

⏩ **附记:** 忌生冷面食，此囊虽夏月炎天，亦以衣被覆之为妙。

- 🎵 **方歌**：滋阴内托将溃剂，囊痈欲脓托最宜，四物穿山泻皂刺，食前煎服入黄芪。
- 📋 **组成**：当归、川芎、白芍、熟地黄、黄芪各4.5克，皂角针、泽泻、穿山甲各1.5克。
- 👆 **用法**：上药用水400毫升，煎至320毫升。空腹时服。
- 🧪 **方解**：方用当归、川芎、白芍、熟地黄调益荣卫、滋养气血，黄芪、皂角针、穿山甲托毒排脓，泽泻利水渗湿。
- 📋 **主治**：治囊痈已成，肿痛发热者。

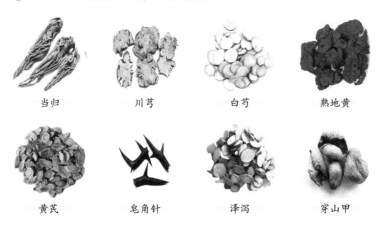

| 当归 | 川芎 | 白芍 | 熟地黄 |
| 黄芪 | 皂角针 | 泽泻 | 穿山甲 |

补气益血，滋阴托毒。

滋阴内托散

【方源】

清代吴谦
《医宗金鉴》

- 🎵 **方歌**：清肝渗湿消囊痈，小水淋滴肿痛攻，芩栀四物柴花粉，胆草灯甘泻木通。
- 📋 **组成**：川芎、当归、白芍、生地黄、柴胡、龙胆草、山栀、天花粉、黄芩各3克，泽泻、木通、甘草各1.5克。
- 👆 **用法**：加灯心草20根，水煎服。
- 🧪 **方解**：方中当归补血活血，生地黄清热凉血，川芎理血中之气，白芍敛阴养血，柴胡升少阳清气，并配合黄芩之苦降而泄胆热，龙胆草除湿热，天花粉排脓消肿，栀子、泽泻、木通、灯心草泻火利尿，甘草调和诸药。全方合用，共奏清热利湿、解毒消肿之功
- 📋 **主治**：囊痈。症见阴囊红肿焮热，坠胀疼痛，拒按，腹股沟暑核肿痛，酿脓时局部胀痛、跳痛，阴囊有局灶隆起，指压有波动感；可伴有发热，口干喜冷饮，小便赤热；舌红，苔黄腻或黄燥，脉弦数或紧数。

清热利湿，解毒消肿。

清肝渗湿汤

【方源】

明代陈实功
《外科正宗》

子痰

子痰是发生于附睾部，属于疮痨性质的慢性化脓性疾病，中医文献称肾漏、穿囊漏。其特点是患病的附睾有慢性肿块，最后化脓破溃，溃破后脓液稀薄如痰，并夹有败絮样物质，易成窦道，经久不愈。中医认为，本病因肝肾亏损，脉络空虚，浊痰乘虚下注，结于肾子；或阴虚内热，虚火上炎，灼津为痰，阻于经络，痰瘀互结而成。浊痰日久，郁而化热，热胜肉腐化脓。若脓水淋漓日久，而脓乃气血所化，故又可出现气阴两虚证候，甚则阴损及阳，而出现肾阳不足的表现。浊痰凝结证，治宜温经通络、化痰散结；阴虚内热证，治宜滋阴清热、除湿化痰、透脓解毒；正虚成漏证，治宜补气养血、温补肾阳。

散结汤

理气化痰，软坚散结。

【方源】
张梦侬
《临症会要》

- 🎵 **方歌**：散结汤中荔藻昆，木楝楂橘盐吴萸，枳实延胡地丁草，蛇舌天葵蒲公英。

- **组成**：煅荔枝核、海藻、昆布、川楝子、山楂（盐水炒）、炒橘核各15克，广木香、吴茱萸（盐水炒）、枳实（盐水炒）、延胡索（盐水炒）、天葵子各10克，地丁30克，蒲公英、白花蛇舌草各60克。

- **用法**：水煎服（多加水煎），两日1剂，分6次服。

- **方解**：方中以荔枝核、川楝子、橘核、吴茱萸、木香、延胡索、枳实理气散结，药用盐水炒，取咸能入肾，软坚，引药下行；昆布、海藻咸寒入肾，软坚散结，消痰核；山楂散瘀滞；地丁、天葵子、蒲公英、白花蛇舌草清热解毒，消痰散肿。诸药合用，共奏理气化痰，软坚散结之效。

- **主治**：附睾结核，多发一侧或双侧，坚硬如石，触之则痛，多迁延数年不愈。大凡本病患者，都要影响生育，不能授胎。

- ▶▶ **附记**：若能坚持服药2个月以上者，其效始著。服药期间，禁忌一切发物。

- 方歌：子痰当用阳和汤，芥子鹿角熟地黄，肉桂炮姜麻黄草，化痰散结可温阳。
- 组成：熟地黄30克，鹿角胶、白芥子各9克，炮姜、肉桂、麻黄、甘草各3克。
- 用法：水煎服，每日1剂，日服2次。
- 方解：方中麻黄辛温以开腠理，白芥温化寒痰，熟地黄补血滋阴，鹿角胶补虚温阳，炮姜、肉桂辛热祛寒，蠲痰解凝。合而用之，共奏温阳补血，化痰散结之功。用于一切阴疽，犹如日丽中天，寒凝顿解，可收良效。
- 主治：子痰见于初起硬结期。
- 加减：气虚者，加党参、黄芪。
- 附记：疮疡红肿热痛，阴虚有热，或疽已溃破者，不宜服本方。

【方源】
清代王维德
《外科证治全
生集》

- 方歌：小金丹中用木鳖，草乌灵脂白胶香，乳香没药地龙入，当归香墨与麝香。
- 组成：木鳖子、草乌、五灵脂、白胶香、地龙各150克，乳香、没药、当归各75克，麝香30克，香墨12克。
- 用法：上药各研细末，和匀，以糯米粉糊成小粒丸剂。每服1～1.5克，日服2次，用黄酒或开水化开，空腹服。
- 方解：方用麝香、木鳖子走窜行散，消肿散结；当归、乳香、没药、五灵脂、白胶香、香墨活血消肿；草乌温散寒湿；地龙搜风通络。诸药合用，共奏消肿散结之功。
- 主治：肿瘤。症见局部肿胀钝痛、皮色不变、日久不愈。
- 附记：孕妇忌服。

【方源】
清代王维德
《外科证治全
生集》

冻疮

冻疮是人体受寒邪侵袭，气血瘀滞所致的局部性或全身性损伤。根据冻伤的部位不同分为全身性冻伤和局部性冻疮。全身性冻伤以体温下降，四肢僵硬，甚则亡阳气绝为主证；局部性冻疮以局部麻木、痒痛、肿胀，甚则水疱溃烂为主证。寒凝血瘀证，治宜温阳散寒、调和营卫；寒盛阳衰证，治宜回阳救逆、温通血脉；瘀滞化热证，治宜清热解毒、理气活血。局部性冻疮宜配合外治疗法，全身性冻疮宜采取全身救治。

花椒煎

温经逐寒，活血通络。

【方源】
《外治汇要》

- 方歌：花椒煎中生地黄，红花赤芍肉桂姜，煎水浸泡擦患处，用药两天收全功。

- 组成：肉桂、生地黄、生姜、川花椒各30克，红花、赤芍各10克。

- 用法：外用。上药加水3000毫升，煎沸后约10分钟倒入干净盆内，以患者能耐受的温度直接浸泡洗擦患处，每日1～2次，每剂药可用2天。

- 方解：方用肉桂、生姜、花椒、温经逐寒，生地黄、赤芍、红花凉血活血。合而用之，共奏温经逐寒、活血通络之功。

- 主治：冻疮。

- 附记：据报道，用本方治疗冻疮185例，用药1剂均愈。

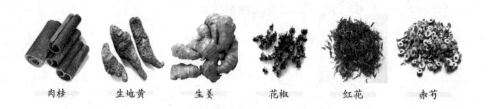

| 肉桂 | 生地黄 | 生姜 | 花椒 | 红花 | 赤芍 |

冻疮凝膏

- 方歌：冻疮凝膏治冻疮，牛脂樟脑甘油香，直接涂抹病患处，散寒活瘀效果彰。
- 组成：牛脂30克，樟脑、甘油各10克，香料适量。
- 用法：将牛脂置容器内加温至溶化时，即放入樟脑、甘油、香料，搅拌冷凝为膏备用。用时，重症冻伤欲溃者，可微温化药膏待溶后蘸之搽患处。轻症冻伤，可直接用药膏抹之。每日2~3次。
- 方解：方用牛脂润燥解毒，樟脑湿经散寒，甘油润燥，香料活血化瘀。诸药合用，共奏散寒化瘀之功。
- 主治：Ⅰ度、Ⅱ度冻伤。
- 附记："冻疮凝膏"系家传之方。用于治疗冻疮收效良好。若用于预防冻伤，则效果更好，Ⅲ度冻疮破溃者忌用。

【方源】
李文亮
《千家妙方·下》
（董九栋方）

冻疮膏

温经散寒，活血通络。

- 方歌：冻疮膏中用红花，乳香没药肉桂添，樟脑冰片凡士林，为膏涂搽疗效良。
- 组成：炙乳香、炙没药、红花、肉桂各15克，冰片4克，樟脑4克，凡士林适量。
- 用法：先将前6味药共研极细末，加入凡士林内搅拌均匀成软膏状备用。用时，取此膏涂搽患处，日涂3次。
- 方解：方用肉桂、樟脑温经散寒，乳香、没药、红花活血通络，冰片消炎止痛。合而用之，共奏温经散寒、活血通络之功。
- 主治：冻疮。

【方源】
《外治汇要》

乳香

没药

红花

肉桂

冰片

樟脑

臁疮

臁疮是指发生在小腿下部的慢性溃疡，又称裤口毒、裙边疮，俗称老烂腿。其临床特点是多发于小腿中下1/3交界处前内外侧，溃疡发生前患部长期皮肤瘀斑、粗糙，溃烂后疮口经久不愈或虽已经收口，每易因局部损伤而复发。本病的发生多因下肢恶脉不愈，复因局部皮肤破损染毒所致。治宜理气活血、清利湿热、和营消肿、健脾利湿。

臁疮膏

活血解毒，祛腐生肌。

【方源】
《古今名方》
（梁静山方）

🔹 **方歌**：活血解毒臁疮膏，炙乳香与炙没药，轻粉铅丹真铜绿，血余蜂蜡香油熬。

🔹 **组成**：净轻粉、铅丹各25克，真铜绿、炙乳香、炙没药各15克（以上共研细末），血余（净水洗清后晒干）、蜂蜡各50克，香油100毫升。

🔹 **用法**：取大勺一把，将香油倒入勺内，用炭火熔化。待开滚时，把血余缓缓倒入油中，并回旋搅拌。当血余炸至白丝状，油色变红时即捞除余渣，将药勺离火，趁热撒下药末搅拌之。随着把切成小块的蜂蜡边搅边放入油内，待药油能滴水成珠，即可放置冷水中凝膏。若膏尚稀，可再加入少许蜂蜡。用时，先用艾叶煎水或温开水洗净患处，外敷药膏适量。敷药后宜休息。

🔹 **方解**：方中用轻粉、铅丹、铜绿杀虫，解毒，去腐；乳香、没药、血余止血，活血，生肌。诸药熬制成膏，直接敷于疮面，有利于药效之发挥，用以治疗臁疮，收效颇佳。

🔹 **主治**：臁疮（下肢溃疡）日久不愈、甚至溃烂见骨、腥臭、难闻、皮肉乌黑者。

- 方歌：萆薢渗湿薏苡仁，黄柏丹皮赤茯苓，泽泻滑石与通草，清热渗湿佐凉血。

- 组成：萆薢、薏苡仁、赤茯苓、滑石各15克，牡丹皮9～15克，黄柏、泽泻各9克，通草6克。

- 用法：水煎服，每日1剂，日服2次。

- 方解：方用萆薢、薏苡仁、滑石、通草、赤苓、泽泻清热渗湿利水为主，配以黄柏解毒而除下焦湿热，牡丹皮凉血活血。综观全方，集解湿毒、利水湿、祛血滞于一方，共奏清热渗湿、凉血活血之功。

- 主治：小腿慢性溃疡（臁疮）。症见下部或下肢红肿热痛，渗流滋水，舌苔黄腻。

- 加减：若见湿重者，加黄连、黄芩、苍术；焮热甚者，加生地黄、赤芍；小便黄赤者，加车前子、木通；大便秘结者，加生大黄。

萆薢渗湿汤

清热渗湿，凉血活血。

【方源】

清代鲍相璈
《疡科心得集》

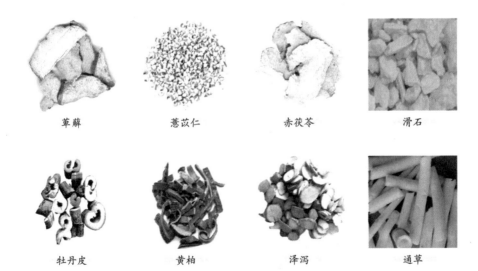

草薢　　薏苡仁　　赤茯苓　　滑石

牡丹皮　　黄柏　　泽泻　　通草

青蛇毒

青蛇毒是体表筋脉发生的炎性血栓性疾病。其临床特点是体表筋脉（静脉）焮红灼热，硬肿压痛，可触及条索状物，甚者可致恶寒发热等症。中医认为，本病多因湿热毒邪入侵，以致筋脉气血瘀滞，阻塞不畅。有的与静脉注射有关。治宜清热利湿、凉血活血、化瘀散结。

消炎通脉汤

活血化瘀，清热祛湿通络。

【方源】
李文亮
《千家妙方·下》
（吕奎杰方）

- 方歌：消炎通脉银花藤，桃红归芍汉防己，川芎牛膝元参草，威灵仙与青风藤。
- 组成：金银花藤45～60克，元参、当归各20～30克，川芎10～12克，赤芍12～15克，桃仁、威灵仙、甘草各12克，红花10克，牛膝15克，汉防己10～12克，青风藤18克。
- 用法：水煎服，每日1剂，日服2次。
- 方解：方用金银花藤清热通络；当归、川芎、赤芍、桃仁、红花活血化瘀；汉防己、威灵仙、青风藤祛风湿，通经络；元参滋阴降火；牛膝导药下行，甘草调和诸药。诸药合用，共奏活血化瘀、清热祛湿通络之功。
- 主治：青蛇毒（血栓性静脉炎）。
- 加减：深部静脉炎而患肢肿胀明显者，加土茯苓（或生薏苡仁）30克；红肿疼痛局部有灼热感者，加连翘20克；疼痛甚者，加土元、乳香、没药各15克；兼脾肾虚者，加黄芪20克，桑寄生20～30克；偏阴虚者，如舌红少苔、脉细数等减威灵仙，加生地黄、石斛各20～30克。

  同时配用脉管炎外洗剂：透骨草30克，防风12克，艾叶12克，当归12克，乳香10克，没药10克，苏木20克，大黄10克，芒硝30克（后下）。水煎，熏洗患处，每口熏洗2次，每剂可用2～3天。
- 附记：疗效显著。

- 方歌：五香流气茴银翘，僵蚕羌活瓜蒌仁，独活藿香生甘草，丁香木香与沉香。

- 组成：金银花、藿香各6克，小茴香、连翘、炒僵蚕、羌活、独活、瓜蒌仁各4.5克，丁香、木香、沉香、甘草各3克。

- 用法：水煎服，每日1剂，日服2次。

- 方解：方用金银花、连翘清热解毒，配以僵蚕、羌活、独活散风祛湿，丁香、藿香、木香、小茴香、沉香理气通络，瓜蒌仁化痰，甘草调和诸药。诸药合用，共奏清热祛风、理气通络之功。方中突出以五香理气走窜，使气行则血行，则邪无着落的配方特点。

- 主治：青蛇毒（血栓性静脉炎）。症见局部肿胀、疼痛、发红或组织深部痈疡。

- 加减：若见红肿甚者，加蒲公英、地丁；局部瘀肿，加炙甲片、皂角刺、桃仁。

五香流气饮

清热祛风，理气通络。

【方源】

清代吴谦
《医宗金鉴》

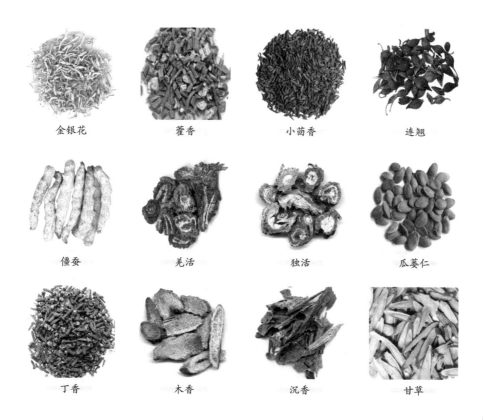

金银花	藿香	小茴香	连翘
僵蚕	羌活	独活	瓜蒌仁
丁香	木香	沉香	甘草

肠痈（阑尾炎）

肠痈为外科常见急腹症，属急腹症范畴。多因饮食失节，暴怒忧思，跌扑奔走，使肠胃部运化功能失职，湿热邪毒内壅于肠而发。因饮食不节、湿热内阻，之败血浊气壅遏于阑门而成。以持续伴有阵发性加剧的右下腹痛、肌紧张、反跳痛为特征。可发于任何年龄，多见于青壮年，男性多于女性，发病率居外科急腹症的首位。

红藤煎

通腑清热，行瘀止痛。

【方源】
现代
《中医外科学讲义》

● 方歌：红藤煎中银翘先，地丁大黄丹皮添；乳没甘草延胡索，治疗肠痈有效敛。

● 组成：延胡索、牡丹皮、红藤各6克，紫花地丁30克，乳香、没药各9克，金银花、连翘12克，大黄4.5克，甘草3克。

● 用法：水煎服。

● 方解：本方以红藤为君药，红藤为中医治疗肠痈腹痛之要药，长于清热解毒，消痈止痛，与紫花地丁、连翘配伍后，清热解毒作用得以增强；配以大黄、牡丹皮，清热凉血，消痈功效更佳；延胡索为行气活血止痛良药，生甘草既可解毒，又能调和诸药。

● 主治：肠痈初起未化脓者。

● 加减：下腹冷痛者，加小茴香、肉桂；腰痛者，加续断、桑寄生；气血虚弱者，加党参、黄芪；有炎性包块者，加三棱、莪术、炮穿山甲。

● 附记：孕妇忌用；脾胃亏虚者慎用。

- 💊 方歌：锦红片中用大黄，红藤厚朴蒲公英，研末为片日三服，清热解毒消痈奇。
- 🌿 组成：生大黄 15 克，红藤、蒲公英各 30 克，厚朴 12 克。
- 💧 用法：上药共研细末，制成片剂。每服 4 片，日服 3 次。亦可改作汤剂，水煎服。
- 🏥 方解：方用大黄、红藤清热活血，消痈止痛，配以蒲公英清热解毒以助消散，厚朴行气以助止痛。药仅四味，力专效宏，用之临床颇验。
- 📋 主治：急性阑尾炎。症见右下腹疼痛、身发寒热。
- ➕ 加减：若见疼痛较剧，可加乳香、没药；舌质红绛，加赤芍、牡丹皮；发热，加金银花、连翘。

【方源】

现代
《方剂学》

- 💊 方歌：肠痈内脓已形成，薏苡附子败酱投，温阳排脓善消痈，用之临床效堪奇。
- 🌿 组成：薏苡仁 30 克，附子 9 克，败酱草 15 克。
- 💧 用法：水煎服，每日 1 剂，日服 2 次。
- 🏥 方解：方用薏苡仁、败酱草清热消痈排脓，合以附子温阳散滞。综观全方，扶正与祛邪兼用，共奏温阳排脓消痈之功。
- 📋 主治：肠痈内脓已成。症见腹皮急、按之濡、压痛不显著、面色苍白、脉细弱。
- ➕ 加减：阑尾炎，一般合大黄牡丹汤；阑尾脓肿，可加桃仁、红花、广木香。
- ⏩ 附记：本方对慢性阑尾炎急性发作，见有阳虚证候者，亦为适宜。肠痈腹痛较甚，并有高热、便秘者，忌用。

【方源】

汉代张仲景
《金匮要略》

肠梗阻

肠梗阻是外科常见的急腹症之一。中医称之为"大便不通""肠结""关格"等，认为由于饮食不节、热邪郁闭、寒邪凝滞、湿邪中阻、气血淤滞、燥屎内结、虫团聚集等因素导致肠腑传导失常，通降受阻，则气机痞结，水津潴留，闭阻于中，出现胀、痛、呕、闭四大症状为肠梗阻。病因多与肠道肿瘤、结肠憩室炎、粪便嵌顿及乙状结肠扭转和肠粘连、嵌顿疝等有关。

复方大承气汤

泻热攻下，行气活血。

【方源】
现代
《中西医结合治疗急腹症》

- 🔖 **方歌**：大承气汤用复方，川朴赤芍生大黄，枳实桃仁莱菔子，芒硝冲服通结肠。
- ✋ **组成**：川厚朴、莱菔子各15～30克，桃仁9克，枳实、赤芍、生大黄（后下）各15克，芒硝10～15克（冲服）。
- 🍵 **用法**：水煎服，每日1剂，日服2次。
- 📖 **方解**：方中川厚朴、枳实、莱菔子宽肠下气，针对气胀而设；大黄、芒硝软坚润燥、泻热荡积；赤芍、桃仁活血行瘀，有利于推陈致新，恢复胃肠功能。诸药合用，急下邪热积滞，承顺胃气下行，使闭塞畅通，一鼓荡平。
- 📋 **主治**：单纯性机械性肠梗阻、阻塞性肠梗阻、麻痹性肠梗阻、气胀较重者。
- ➕ **加减**：若见血热瘀结者，加牡丹皮、红藤；气胀甚者，加槟榔、木香；热盛者，加黄芩、黄连、蒲公英；痛甚者，加川楝子、延胡索。
- ▶▶ **附记**：对于绞窄性肠梗阻、外疝嵌顿性肠梗阻先天畸形及肿瘤所致之肠梗阻，以及病程久，一般情况不良的单纯性肠梗阻均无效，应及时转手术治疗。

- 方歌：甘遂通结川朴襄，桃仁赤芍生大黄，木香再配生牛膝，攻水逐饮化瘀良。

- 组成：甘遂末 0.6 ~ 0.9 克（冲服），桃仁、生牛膝、木香各 9 克，赤芍 15 克，川厚朴 15 ~ 30 克，生大黄 9 ~ 24 克（后下）。

- 用法：水煎服，每日 1 剂，日服 2 次，或经胃管注入。

- 方解：方用甘遂、大黄攻水逐实，使邪结从二便分消；配以川厚朴、木香行气导滞而止痛，以助大黄通便逐实之力；桃仁、赤芍、牛膝活血化热，且牛膝又能导热下行。诸药合用，攻逐之力甚强，共奏攻水逐实、活血化瘀之功。

- 主治：粘连性、动力性、蛔虫性、粪便阻塞性等病情较重的肠梗阻。症见便秘、呕吐、腹痛、腹胀、脉实有力等。

- 附记：在治疗中，应密切观察患者全身状态。如经治疗，病情发展或症状不见显著缓解，出现手术指征者，应及时转手术治疗，切不可延误病情。

【方源】

现代
《中西医结合治疗急腹症》

- 方歌：治肠粘连缓解汤，川朴木香番泻叶，桃仁赤芍乌药配，芒硝再配子莱菔。

- 组成：川厚朴、炒莱菔子各 9 ~ 15 克，木香、乌药、桃仁、赤芍、番泻叶各 9 克，芒硝 6 克。

- 用法：水煎服，每日 1 剂，日服 2 次，或经胃管注入。方中芒硝不入水煎，可分 2 次冲入汤液中，待溶化后服用。

- 方解：方用川厚朴、木香、乌药、莱菔子理气宽中，桃仁、赤芍活血化瘀，芒硝、番泻叶通里攻下。诸药合用，共奏行气活血、通里攻下之功。

- 主治：腹痛、腹胀、呕吐。

- 加减：腹胀甚者，加枳实；大便通畅者，去芒硝，番泻叶。

- 附记：胃管注入，应按常规操作。经治疗后未见显著缓解，而出现手术指征者，应及时转手术治疗。

【方源】

现代
《中西医结合治疗急腹症》

第三章

DI SAN ZHANG

骨伤科疾病特效处方

中医特效处方大全

颈椎病的颈、肩、臂痛等症多属中医的痹证，多是由于外伤或气血虚衰、感受风寒湿邪所致，而头昏、目眩、耳鸣等症则多与痰浊、肝风、虚损密切相关。治宜温经通络、活血止痛、祛风除湿、除痹逐瘀。

颈椎病

加味葛根汤

祛风散寒，温经通络，活血止痛。

- **方歌**：加味葛根用桂枝，麻黄姜草片姜黄，羌活赤芍红花入，再加茯苓制附子。
- **组成**：葛根、茯苓各15克，桂枝、赤芍各12克，麻黄、炙甘草各5克，片姜黄、羌活、红花各10克，生姜2片，附子6克。
- **用法**：水煎服，每日1剂，日服2次。
- **方解**：本方系由葛根汤去大枣，赤芍易白芍，加片姜黄、羌活、红花、茯苓、附子而成。葛根汤实为桂枝汤加麻黄、葛根。加麻黄配桂枝而发太阳经之汗，以散风寒而解表；君葛根于桂枝汤中，而解阳明经肌表之邪，以除项背强。因太阳与阳明合病，且风寒之邪较重，用药亦不能只治太阳，而要同时着眼在阳明，以防邪气内侵。故方中以葛根汤祛在表之风寒；配以红花、赤芍活血通络；附子、片姜黄温经散寒，通络止痛；羌活祛风湿；茯苓渗湿健脾；炙甘草温中而调和诸药。诸药合用，共奏祛风散寒、温经通络、活血止痛之功。
- **主治**：颈椎病。症见后头隐痛、项背牵强、肩臂疼痛酸麻等。
- **加减**：临床应用，可随症加减。

【方源】
《名医治验良方》
（焦树德方）

除痹逐瘀汤

祛风除湿，化痰通络，除痹逐瘀。

【方源】
李宝顺
《名医名方录》
（第二辑，吕
同杰方）

方歌：除痹逐瘀路路通，归芎姜黄刘寄奴，白芷灵仙白芥子，桑红羌活胆南星。

组成：当归、刘寄奴、川芎、姜黄、白芷、威灵仙各15克，路路通、桑枝各30克，红花、羌活、胆南星、白芥子各10克。

用法：水煎服，每日1剂，早、晚分服。

方解：此因风寒痹阻，痰瘀阻络，客于颈椎，久郁不解所致。故方用白芷、威灵仙、羌活祛风除湿；配以当归、川芎、红花、胆南星、白芥子化痰逐瘀；刘寄奴、姜黄、路路通、桑枝通络除痹，散寒止痛。诸药合用，共奏祛风除湿、化痰逐瘀、通络除痹之功。

主治：颈椎病。

二蛇透骨散

祛风除湿，搜风通络，散瘀逐寒。

【方源】
《治验百病
良方》

方歌：二蛇透骨用细辛，皂刺乳没穿山甲，川乌草乌五灵脂，淫羊藿配豨莶草。

组成：乌梢蛇、细辛、川乌、草乌各10克，白花蛇1条，皂角刺、豨莶草、透骨草、穿山甲、乳香、没药、淫羊藿各15克，五灵脂20克。

用法：外用。上药共研细末，每取本散适量，用陈醋适量调和成膏状，贴敷颈项部（患部），外用纱布、塑料纸盖好，胶布粘严固定。隔日换药1次，10次1疗程。

方解：方用豨莶草、透骨草、川乌、草乌、细辛祛风除湿，散寒止痛；配以乌梢蛇、白花蛇、穿山甲、皂角刺搜风通络止痛；乳香、没药、五灵脂散瘀止痛；淫羊藿补肾助阳。诸药合用，共奏祛风除湿、搜风通络之效。

主治：颈椎病。

⏩ 熏洗法（任继学方）

处方：独活、秦艽、防风、艾叶、透骨草、刘寄奴、苏木、赤芍、红花、穿山甲珠、威灵仙、乌梅、木瓜各9克。

用法：上药水煎，趁热熏洗患处，每次30～40分钟，每天2～3次，10天为1个疗程。

功效：适用于气滞血淤型及痹证型颈椎病。

⏩ 薄贴法（任继学方）

处方：三七10克，川芎、血竭、乳香、姜黄、没药、杜仲、天麻、白芷各15克，川椒5克，麝香2克。

用法：前10味药共研细粉，放入150毫升白酒微火煎成糊状，或用米醋拌成糊状，摊在纱布上，并将麝香搽在上面，敷于患处。药干后可重新调成糊状再用，每剂药可连用3～5次，15次为1个疗程。

功效：适用于各型颈椎病。

⏩ 药枕法（任继学方）

处方：当归、羌活、藁本、制川乌、黑附片、川芎、赤芍、红花、地龙、血竭、菖蒲、灯心草、细辛、桂枝、紫丹参、防风、莱菔子、威灵仙各300克，乳香、没药各200克，冰片20克。

用法：将上药除冰片外共研细末，和入冰片，装入枕芯，令患者枕垫于头项下，每日使用6小时以上，3个月为1个疗程。

功效：适用于各型颈椎病。

⏩ 隔姜灸法（任继学方）

处方：枣核大艾炷18～36壮。

用法：选用夹脊穴（第1胸椎至第5腰椎棘突下旁开0.5寸，一侧17个穴，左右共34穴）及阿是穴为主，配合大椎、肩井、风池、肩贞、合谷、足三里等，按艾炷隔姜灸法，每次灸3～6个穴位，每穴3～6壮，每日1次，10次为1个疗程。

⏩ 药包热敷法（任继学方）

处方：伸筋草、透骨草、荆芥、防风、防己、附子、千年健、威灵仙、桂枝、路路通、秦艽、羌活、独活、麻黄、红花各30克。

用法：上述药物研成粗末，装入长15厘米、宽10厘米的布袋内，每袋150克。用时将药袋加水煎煮20～30分钟，稍凉后将药袋置于患处热敷，每次30分钟，每日1次，2个月为1疗程。热敷时以皮肤耐受为度，每袋药用2～3天。

功效：适用于各型颈椎病。

▶▶ 浴疗法（任继学方）

处方：伸筋草、五加皮、乳香、没药各12克，秦艽、当归、红花、土鳖虫、路路通、桑叶、桂枝、骨碎补、炙川乌、炙甘草乌各9克。

用法：上药加水煎煮20分钟，过滤取药液，温浴患部，每日1次，每次20分钟，7次为1个疗程。

功效：适用于各型颈椎病。

▶▶ 耳穴压豆法（任继学方）

处方：王不留行籽。

用法：选择颈椎耳穴相应部前后对称贴压，3天换贴1次，治疗间酌情进行耳穴局部按摩，双耳贴压10次为1疗程。

功效：主治各型颈椎病。

肩周炎是肩关节周围炎的简称，又名冻结肩、漏肩风、五十肩等。主要表现为肩关节疼痛及关节僵直。疼痛可为阵发性或持续性；活动与休息均可出现，严重者一触即痛，甚至半夜会痛醒。部分患者疼痛可向颈、耳、前臂或手放射，肩部可有压痛。中医学认为本病多由气血不足，营卫不固，风、寒、湿之邪侵袭肩部经络，致使筋脉收引，气血运行不畅而成；或因外伤劳损，经络滞涩所致。祛风散寒、疏筋通络、活血化瘀为其主要治法。

肩周炎

乌头汤

温经散寒，祛风除湿。

- **方歌**：历节痛来不屈伸，或加脚气痛未均，芍芪麻草皆三两，五粒乌头蜜煮匀。
- **组成**：川乌5克，麻黄6克，黄芪15克，芍药、甘草各10克。
- **用法**：水煎取药汁，每日1剂，分次服用。
- **方解**：方中以制川乌、麻黄温经散寒，宣痹止痛；芍药、甘草缓急止痛；黄芪益气固表，并能利血通痹；蜂蜜甘缓，益血养筋，制乌头燥热之毒。
- **主治**：风寒型肩周炎。症见肩关节疼痛较剧，痛有定处，得热痛减，遇寒痛增，关节屈伸不利，肩关节不红，苔薄白，脉弦紧。
- **加减**：可选加羌活、独活、防风、秦艽、威灵仙等祛风除湿。加姜黄、当归活血通络。寒甚者可加制附片、桂枝、细辛温经散寒。

【方源】
汉代张仲景
《金匮要略》

麻桂温经汤

温经散寒，活血祛瘀。

【方源】
清代钱秀昌
《伤科补要》

- 方歌：麻桂温经白芷辛，桃红赤芍甘草浸；温经散寒活血瘀，损伤筋骨寒痛尽。
- 组成：麻黄、甘草、红花各24克，桂枝、赤芍、桃仁、白芷各36克，细辛12克。
- 用法：上加生姜、葱白，水煎服。
- 方解：本方证是由损伤日久、风寒入络，经脉凝涩所致。治宜温经散寒，活血祛瘀。方中麻黄、桂枝宣发阳气、温经散寒，为君药；白芷、细辛祛风散寒，通窍止痛，为臣药；佐以桃仁、红花、赤芍活血祛瘀，使以甘草调和诸药。诸药合用，共奏温经散寒，活血祛瘀之功。
- 主治：急性炎症期肩周炎。症见筋骨疼痛，活动不利，得热痛减，遇风寒加剧。
- 加减：若兼湿邪者，加羌活、独活、防己、木瓜；若治腰部损伤，加狗脊、寄生、续断、杜仲。

舒筋活血汤

舒筋活络。

【方源】
清代钱秀昌
《伤科补要》

- 方歌：舒筋活血羌防荆，独活当归续断青；牛膝加皮并杜仲，红花枳壳又通经。
- 组成：羌活、荆芥、红花、枳壳各6克，防风、独活、牛膝、五加皮、杜仲各9克，当归、续断各12克，青皮5克。
- 用法：水煎服，每日1剂，7剂为1疗程。
- 主治：慢性冻结期肩周炎。症见筋络、筋膜、筋腱损伤。为伤筋中期及脱白复位后调理之剂。

中医把"腰椎间盘突出"归为"腰痹"的范畴，病因分内因和外因，内因是肝肾亏损，气血不足；外因是跌仆闪挫，瘀血阻络，气血不通，不通则痛。所以，中医治疗此病的原则是补肾疏肝、活血化瘀、舒筋通络。

桑寄生汤

益肾散瘀，蠲痹通络。

🌿 **方歌**：桑寄生汤治腰脱，牛膝续断宣木瓜，独活桃仁红花入，蜈蚣全蝎肉桂裹。

🌿 **组成**：牛膝、续断、桑寄生各30克，木瓜、独活各15克，桃仁、红花各10克，肉桂5克，蜈蚣、全蝎各2克。

🌿 **用法**：水煎服，每日1剂，日服2次。

🌿 **方解**：方用续断、桑寄生、肉桂益肾养肝；配以桃仁、红花活血化瘀；蜈蚣、全蝎搜风通络止痛；木瓜、独活、牛膝祛风除湿，蠲痹通络，且牛膝引药下行，直达病所。诸药合用，共奏益肾散瘀，蠲痹通络之功。

🌿 **主治**：腰椎间盘突出症伴坐骨神经痛明显者。

🌿 **附记**：临床屡用，每收良效。

【方源】

《治验百病良方》

（张存悌方）

腰突汤

活血化瘀，温经散寒，通络止痛。

【方源】
《治验百病良方》

- **方歌：**腰突汤中用麻桂，马钱乳没土鳖虫，蜈蝎僵蚕生甘草，桃红苍草灵仙投。
- **组成：**麻黄20克，桂枝、威灵仙各30克，乳香、没药各50克，制马钱子60克，土鳖虫、蜈蚣、全蝎各40克，僵蚕、红花、桃仁各45克，苍术、生甘草各35克。
- **用法：**将上药共研极细末，装入胶囊，每粒重0.25克。每服3～4粒，于睡前1小时服药1次，以黄酒兑少量白开水送服。首周服用3～4粒/日，无明显反应，增加至5～6粒，最多不超过7粒。1个月为1疗程。如疗效不显著，可停药5天，继服下1疗程。
- **方解：**方用麻黄、桂枝温经散寒；乳香、没药、土鳖虫、红花、桃仁活血化瘀；配以全蝎、蜈蚣、僵蚕搜风通络止痛；制马钱子通络止痛；威灵仙、苍术祛风湿，止痹痛；生甘草解毒，并调和诸药。诸药合用，共奏活血化瘀、温经散寒、通络止痛之功。
- **主治：**腰椎间盘突出症。
- **附记：**据报道，经治250例，服药1～4疗程后，治愈203例，显效37例，有效8例，无效2例，总有效率达99.2%。有严重的肝、肾疾患者及孕妇忌服。

止痛散

化瘀，通络，止痛。

【方源】
《临床验方集》
（程爵棠方）

- **方歌：**止痛散中土鳖虫，蜈蚣全蝎乌梢蛇，再加细辛延胡索，化瘀通络止痛良。
- **组成：**乌梢蛇、土鳖虫、蜈蚣、全蝎、延胡索各15克，细辛9克。
- **用法：**上药共研细末，贮瓶备用。每次服3～5克，日服2次，白酒或温开水送服。
- **方解：**方用乌梢蛇、蜈蚣、全蝎搜风通络止痛；配以土鳖虫、延胡索理气化瘀，通络止痛；细辛温经止痛。合而用之，共奏化瘀、通络、止痛之功。
- **主治：**腰椎间盘突出症疼痛明显者。
- **附记：**疗效显著。

跌打损伤

中医治疗跌打损伤有着几千年的历史，古称"跌打损伤"为诸伤之总论，多因外力作用，或自身姿势不正确的情况下用力过猛而造成的。治疗原则为活血散瘀、行气止痛、消肿。

夺命丹

活血理伤，祛瘀止痛。

🌿 **方歌**：夺命丹中桃红归，血竭儿茶土鳖虫，乳香没药骨碎补，大黄麝砂自然铜。

🌿 **组成**：当归尾、桃仁、大黄各90克，血竭、儿茶、红花、朱砂各15克，土鳖虫75克，乳香、没药、骨碎补各30克，自然铜60克，麝香1.5克。

💬 **用法**：上药共研细末，以黄明胶烊化为丸，朱砂为衣。每服3克，日服2次。也可去麝香、朱砂、儿茶，改用饮片水煎服，各药用量按常规剂量酌减。

📊 **方解**：方用当归尾、桃仁、红花、土鳖虫、儿茶、血竭活血破瘀；配以乳香、没药、骨碎补、自然铜接骨续筋，理伤止痛；大黄通腑散瘀；朱砂安神；麝香芳香开窍。诸药祛瘀止痛与通关开窍相合，共奏活血理伤、祛瘀止痛之功。

📋 **主治**：跌打损伤、筋断骨折、窍闭神昏、脏腑蓄瘀。

▶▶ **附记**：孕妇及体虚者忌用。

【方源】

清代钱秀昌

方歌：跌打丸中用归芎，䗪虫血竭自然铜，乳香没药马钱子，再加麝香与麻黄。

组成：当归、川芎、土鳖虫、血竭各30克，没药（醋炙）、乳香（醋炙）、麻黄、自然铜（醋煅）、马钱子（炒烫去毛）各60克，麝香12克。

用法：上药共研细末。炼蜜为丸，每丸重4.5克。每服1丸，日服2次，黄酒或温开水送下。

方解：方用当归、川芎、乳香、没药、土鳖虫、血竭活血化瘀止痛；配以自然铜接骨续筋；马钱子、麻黄温经散寒，通络止痛；麝香消肿止痛。诸药合用，共奏活血散瘀、消肿止痛之功。

主治：跌打损伤、伤处青紫红肿、疼痛不止以及闪腰挫气疼痛等症。

附记：孕妇忌服。

方歌：三黄宝蜡天竺藤，戟奴竭茶雄黄硝，归尾铅粉水银入，乳香麝香琥珀裹。

组成：藤黄120克，天竺黄、大戟、刘寄奴、血竭、儿茶、雄黄各90克，朴硝30克，当归尾45克，铅粉、水银、乳香、麝香各9克，琥珀6克。

用法：上药共研细末，用炼净黄蜡750克，烊化后，将药入内搅匀作丸，每丸重1.5克或3克。病情重者每服3克，病轻者每服1.5克，热黄酒调下，若伤重，连服数次药后，饮酒汗出更妙。

方解：方用藤黄、天竺黄、雄黄清热解毒化痰，配以当归尾、血竭、儿茶、乳香、琥珀、刘寄奴活血散瘀，大戟、铅粉、水银、麝香解毒利水，开窍醒神。诸药合用，共奏活血散瘀、消肿止痛之功。

主治：跌仆损伤后瘀血肿痛，或瘀血奔心，神志昏迷等症。

- 方歌：疏风养血用荆防，川芎羌活花粉裹，白芍秦艽薄荷入，再投红花与当归。
- 组成：荆芥、防风、川芎、天花粉、白芍、秦艽、当归各9克，薄荷、红花各3克，羌活6克。
- 用法：水煎服，每日1剂，日服2次。
- 方解：方用荆芥、防风、羌活、秦艽、薄荷疏风除湿，配以当归、白芍、红花、天花粉、川芎养血活血。诸药合用，共奏疏风养血、疏筋通络之功。
- 主治：损伤创伤或风邪袭络所致的筋肉酸痛、骨节牵强、肢体拘挛、体弱少力。
- 加减：若见破伤严重，气血大伤，或伤后形肉瘦削，加黄芪、党参、白术、熟地黄、木瓜，并重用当归、白芍，以增强益气血的功效；肢体拘挛不用，加桂枝、木瓜等温经疏筋之品；体疲腰膝酸软，加杜仲、续断、牛膝、桑寄生等。

疏风养血汤

疏风养血，舒筋通络。

【方源】
清代钱秀昌
《伤科补要》

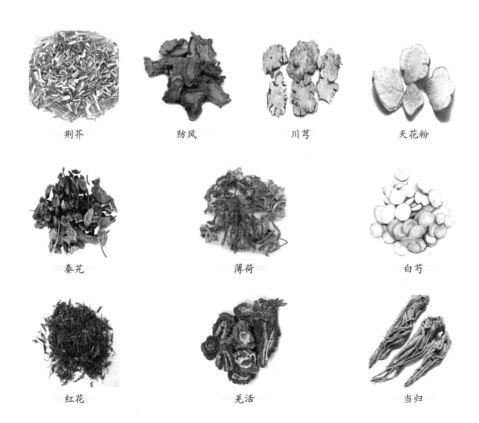

荆芥   防风   川芎   天花粉

秦艽   薄荷   白芍

红花   羌活   当归

骨质增生

骨质增生是一种常见的骨质不同程度的增生性改变，又称为退变性关节病、增生性关节炎、骨刺等。骨质增生的部位很多，包括颈椎、腰椎、膝盖骨、足跟骨等。部位不同，症状也有很大的差异，如腰椎骨质增生，腰椎及腰部软组织产生酸痛、胀痛、僵硬与疲乏感，一旦影响到坐骨神经，疼痛剧烈，向下肢放射；足跟骨质增生时，脚底疼痛，早晨重，下午轻，起床下地第一步痛不可忍，有石硌、针刺的感觉，活动开后症状减轻。本病属中医的"骨痹"范畴，治疗时亦滋补肝肾、活血通络、除寒散寒。

坎离砂

祛风散寒止痛。

【方源】
《中药制剂手册》

- 方歌：坎离砂中附铁砂，归红麻姜桂枝佳，荆防芷膝透骨草，羌独木瓜生艾绒。

- 组成：麻黄、当归尾、附子、透骨草、红花、干姜、桂枝、牛膝、白芷、荆芥、防风、木瓜、生艾绒、羌活、独活、铁砂各等分。

- 用法：外用。上药用醋、水各半熬成浓汁，再将铁砂炒红后，搅拌制成。用时加醋10～15毫升拌匀，装入布袋内，自然发热，敷在患处。

- 方解：方用羌活、独活、荆芥、防风、白芷散风祛寒；配以附子、干姜、桂枝、艾绒、麻黄、铁砂温经止痛；透骨草、木瓜祛风湿，通经络；牛膝散瘀，并导药下行。诸药合用，共奏散寒止痛之功。

- 主治：肩周、腰腿疼痛、关节疼痛、得寒加剧、得温则止、扭伤等。

- 附记：本品用醋拌和，宜用布包裹二层后敷于患处，以免过热，难以忍受。局部红肿者，忌用。

- 方歌：骨刺丸中熟地黄，碎补马钱肉苁蓉，乳没川芎三七入，再加一味鸡血藤。
- 组成：熟地黄、骨碎补、炙马钱子、鸡血藤、肉苁蓉各60克，三七、乳香、没药、川芎各30克。
- 用法：上药共研细末，炼蜜为丸，每丸重6克，每日早、晚各服1丸，3个月为1疗程。
- 方解：方用熟地黄、骨碎补、肉苁蓉益肾壮骨，配以鸡血藤、三七、乳香、没香、川芎活血散瘀，更妙在一味马钱子温经通络、消刺止痛。诸药合用，共奏益肾散瘀、温经止痛之功。
- 主治：骨质增生。
- 附记：多年应用，屡用有效。

骨刺丸

益肾散瘀，温经止痛。

【方源】
现代
《现代难治病中医诊疗学》

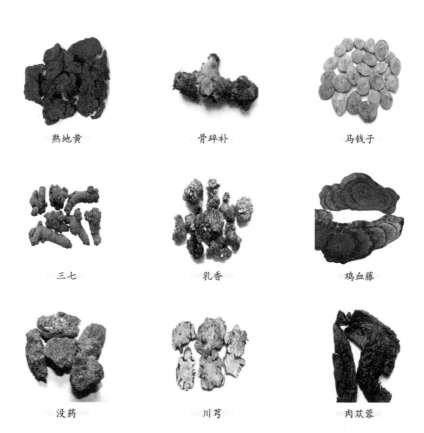

熟地黄　　　　骨碎补　　　　马钱子

三七　　　　乳香　　　　鸡血藤

没药　　　　川芎　　　　肉苁蓉

骨折

骨的完整性遭到破坏或连续性中断时，称为骨折。按外伤造成的后果，分为闭合性骨折、开放性骨折；按骨折程度，可分为不完全骨折（仍有部分骨质相连）和完全骨折（骨质完全离断）。骨折发生后，应及时就医，骨折固定期应遵医嘱定期复查。

一盘珠汤

活血散瘀止痛。

【方源】
现代
《中西医结合治疗骨与关节损伤》

- 方歌：李氏祖传一盘珠，接骨续损显威力；续断生地广木香，红花泽兰当归草；黄苏赤乌广三七，乳没功在行滞气。
- 组成：当归、赤芍、生地黄、泽兰叶、苏木、乌药各12克，续断15克，广木香、红花、广三七、大黄、甘草各6克，制乳没9克。
- 用法：先将药物用冷水浸泡1小时，浸透后煎煮，武火煎沸后再用文火煎30分钟即可取汁服用，每日1剂，共煎两次，早晚各服1次。
- 方解：本方以桃红四物汤为主要成分。桃红四物汤中以白芍改赤芍、熟地黄改生地黄，具行血而不伤正气，活血而能生新血之妙。续断治血理伤，为疏通气血筋骨之要药。广三七、泽兰、苏木、制乳没诸药均为活血化瘀，消肿止痛之佳品。广木香，乌药为行气止痛之良药。大黄清热消瘀，引瘀血下行；甘草缓急止痛，调和诸药。诸药合而用之，不仅能行血分瘀滞，亦可散气分郁结，活血祛瘀无伤血之虑，行气理气无燥热之弊，瘀去气行，诸症自愈。
- 主治：用于跌打损伤、骨折、脱位、急性软组织损伤、局部肿胀、疼痛、功能障碍等。
- 加减：上肢伤加桑枝9克，桂枝9克，千年健9克；下肢伤酌加木瓜12克，牛膝12克，独活9克，五加皮12克；胸部伤加枳壳9克，桔梗9克，木香6克，郁金9克；背部伤酌加乌药12克，威灵仙9克，狗脊9克，虎脊骨9克；腰伤加杜仲9克，破故纸9克，大茴香9克，巴戟天9克；小腹伤加小茴香6克，金铃子9克，木香9克；胸胁伤加柴胡9克，青皮9克，龙胆草9克，白芥子6克；腹部伤加大腹皮9克，吴茱萸9克，枳实9克，槟榔9克；足跟伤加紫荆皮9克，升麻9克，苏木6克，柴胡9克。
- 附记：孕妇忌用。

治伤消瘀丸

- 🌱 **方歌**：治伤消瘀马土鳖，乳没麻姜自然铜，香附蒲黄五灵脂，桃红泽兰赤芍药。
- ⚗️ **组成**：马钱子（炒、炙）、土鳖虫（炒）、乳香（制）、没药（制）、自然铜（煅，飞）、麻黄各300克，干姜、制香附、蒲黄、红花各200克，桃仁、赤芍药、泽兰、五灵脂各150克。
- 🥄 **用法**：上药共研细末，水泛为丸，如梧桐子大。每服6～12粒，日服2～3次，开水送服。
- 🏥 **方解**：方用马钱子通络止痛，散结消肿；麻黄宣通气血；配以桃仁、红花、赤芍、泽兰、五灵脂、蒲黄活血祛瘀，散肿止痛；自然铜、地鳖虫续筋接骨；香附理气；干姜散寒。诸药合用，共奏消瘀退肿之功。
- 📋 **主治**：骨骼与关节损伤、瘀肿疼痛。
- ▶▶ **附记**：本方对一般的跌打损伤、皮青肉肿、瘀滞疼痛有治疗作用，对骨骼和关节损伤也有一定疗效。孕妇忌服。

【方源】
现代叶显纯
《常用中成药》

补肾养血汤

- 🌱 **方歌**：补肾养血熟地黄，菟脂丹参茺蔚归，杜枸白芍山茱萸，红花核桃肉苁蓉。
- ⚗️ **组成**：熟地黄、补骨脂、菟丝子、丹参、茺蔚子各9克，枸杞子4.5克，当归6克，杜仲、白芍、山茱萸、肉苁蓉各3克，红花1.5克，核桃肉12克。
- 🥄 **用法**：水煎服，每日1剂，日服2次。
- 🏥 **方解**：方用熟地黄、补骨脂、菟丝子、肉苁蓉、杜仲、核桃肉补肾；配以当归、白芍、丹参、红花、茺蔚子、枸杞子、山茱萸养血活血，补益肝肾。诸药合用，共奏补肝益肾、养血强筋之功。
- 📋 **主治**：习惯性关节脱位。症见腰腿酸痛、舌质偏淡、脉细。
- ➕ **加减**：临床应用，可随症加减。

【方源】
清代赵濂
《伤科大成》

股骨头坏死

股骨头坏死，又称股骨头缺血性坏死或股骨头无菌性坏死。它以髋关节疼痛、跛行为主要临床表现。中医治疗该病以疏通骨中络脉为治法，选用一些透达骨络的中药内服、外敷，就可以从根本上改变股骨头的血运状态，再适当配合益肾中药就能在股骨头血运改善的基础上，刺激成骨细胞和破骨细胞的活跃，促使死骨吸收和新骨生长，从而较快消除股骨头坏死患者的疼痛、跛行等症状，改善其功能，促进其早日康复。

活血养骨汤

活血理气、散寒除湿、温通筋脉、强筋壮骨。

【方源】
现代
《名医治验良方》
（何天祥方）

- **方歌：** 何氏养骨活血汤，碎补续断复骨康；归索郁皮理气血，肉桂怀膝力更彰；乳没独芷祛风痛，狗脊健骨效更良。

- **组成：** 当归、延胡索、陈皮、郁金、白芷、肉桂、续断、透骨草各10克，独活、骨碎补、狗脊各15克，怀牛膝6克。

- **用法：** 上药可煎汤内服，每日1剂，早晚服。亦可共碾为药末炼蜜为丸，每丸重10克，日服3丸。可再加乳香6克、没药6克共研细末，用白酒调外敷瘀痛处。

- **方解：** 本方当归、延胡索、乳香、没药活血祛瘀镇痛；陈皮、郁金开郁行气；骨碎补、续断、肉桂、狗脊、透骨草温阳益肾，强筋壮骨；独活、白芷散寒湿，消肿痛。全方补肝肾、益气血、散寒湿、温经脉、强筋骨。

- **主治：** 股骨头骨骺无菌性坏死症。

- **加减：** 使用本方时，若气血凝滞可酌加土鳖虫、血竭；寒湿较重者可加苍术、威灵仙；病程日久，体质虚弱者可加黄芪、白术、紫河车，以健脾祛湿、补益气血。

- **附记：** 本方是何氏治疗股骨头骨骺无菌性坏死的基础方，疗效显著。

第四章

DI SI ZHANG

五官科疾病特效处方

白内障

中医认为，白内障多由肝肾两亏，精气不能上荣，目失濡养；或脾土劳伤，脾不能输精于目；或肝经风热，阴虚湿热上攻；或外伤以及其他眼疾继发所致，治宜养肝补肾明目。

内障三奇丸

涵晶抗老。

【方源】
李文亮
《千家妙方·下》
（柏超然方）

🎵 **方歌：** 内障三奇是良方，车前甘菊蕤仁霜，再配汤送点斗障，早期治疗效果佳。

🧪 **组成：** 蕤仁霜（20%），甘菊花（40%），车前草子（40%）。

🥣 **用法：** 上药共研为细末，水泛为丸，如梧桐子大，贮瓶备用。每次服5克，日服2次，温开水送下。

同时配用斗障散眼药：威灵仙液丸制炉甘石500克，飞朱砂5克，牛黄3克，麝香1.5克，冰片50克。共研为极细末，贮瓶密封，每晚取少许点1次。

🔬 **方解：** 祖国医学认为"白内障"（圆翳内障）是晶体变性引起，老年性白内障是新陈代谢反应在晶体（晶状体）上的过早衰老。内服药促使整体机能兴旺，五脏六腑的精气正常上承涵养晶体；外点眼药，旨在改善晶体的新陈代谢，增强晶珠的功能，阻止晶状体蛋白气化成醌体，维持它的透明度，临床证实早期的药物防治是积极有效的。

📋 **主治：** 老年性白内障（早期）。

➕ **加减：** 气虚型者，症见雾视易疲、纳少气短、脉缓乏力、舌淡苔白，可用党参、白术、茯苓、甘草各15克，煎汤送丸；血亏型者，症见目眩头晕、失眠、脉涩、舌绛、苔剥等，可用当归、生地黄、麦冬、龙眼肉各15克，煎汤送丸。

- 方歌：石斛夜光二冬参，二地二角苓味连，苁蒺芎枳箱防草，菊菟山枸膝杏决。

- 组成：天冬、人参、茯苓各60克，五味子（炒）、白蒺藜、石斛、肉苁蓉、川芎、炙甘草、枳壳（炒）、青葙子、防风、黄连、犀角（可用水牛角3倍量代）、羚羊角各15克，菊花、菟丝子（酒浸）、山药、枸杞子各21克，牛膝、杏仁各22.5克，麦冬、熟地黄、生地黄各30克，决明子24克。

- 用法：上药共研为极细末，炼蜜为丸，如梧桐子大，贮瓶备用。每服3～9克，日服2次，黄酒或淡盐汤送下，也可以用温开水送服。

【方源】

元代倪维德《原机启微》

- 方解：方用生地黄、熟地黄、天麦冬、枸杞子、牛膝、菟丝子、山药、人参、茯苓、五味子、石斛、肉苁蓉、炙甘草滋养肝肾，益脾补虚；合以黄连、犀角、羚羊角、菊花、青葙子、决明子、白蒺藜、防风清热泻火，明目祛风；川芎、枳壳、杏仁理气活血，宣肺化痰。诸药合用，共奏滋养肝肾、清热泻火、益脾明目之功。

- 主治：视物昏花、复视、白内障、晶体呈淡绿色或淡白色、头昏目眩、视力减退、眼疲劳、迎风流泪、云翳移睛、两眼酸胀、干涩、疼痛等症。

- 加减：临床如见眼底出血，可用赤芍、牡丹皮、仙鹤草、藕节、白茅根等药煎汤送服；兼有头目胀痛、眩晕阵作、耳鸣咽痛、舌红、脉细数等阴虚火旺症状，可用知母、黄柏、元参、牡丹皮、珍珠母等药煎汤送服；兼见急躁、头胀头痛、胸闷胁痛、脉象细弦等肝气失疏症状，可用柴胡、郁金、白芍、夏枯草、八月扎等药煎汤送服；见有迎风流泪症状，可用蔓荆子、白芷、桑叶、薄荷、车前子等药煎汤送服。

- 附记：凡属脾肾阳虚，肝阳上亢，肝胆湿热等眼疾者，均非本方所宜；证属肝郁气滞者，亦非本方所宜。

红眼病

红眼病指的是流行性出血性结膜炎，是一种暴发流行的、剧烈的急性结膜炎，俗称"红眼"，多发生于夏秋季节，其致病的病原体为肠道病毒。本病特点是发病急、传染性强、刺激症状重，结膜高度充血、水肿，合并结膜下出血、角膜损害及耳前淋巴结肿大。中医认为本病是风热外邪侵扰眼部而发病，治疗时应清热解毒。

疏风清热汤

疏风清热。

【方源】
《治验百病良方》
（侯秋来方）

- 方歌：疏风清热桑叶防，菊花大青板蓝根，银花连翘夏枯草，黄芩蝉蜕白茅根。

- 组成：防风、夏枯草各6克，白菊花、连翘各12克，桑叶、金银花、黄芩、白茅根各9克，板蓝根18克，大青叶15克，蝉蜕4.5克。

- 用法：水煎服，每日1剂，首煎内服；第二煎用纱布滤过，用其液洗眼，日洗3～5次。

- 方解：方用防风、桑叶、蝉蜕疏散风热，白菊花、板蓝根、大青叶、金银花、连翘、黄芩、夏枯草清热解毒，白茅根清热凉血。诸药合用，共奏疏风清热、解毒消肿之功。

- 主治：急性流行性出血性结膜炎。

- 加减：若头痛鼻塞者，加桔梗6克，荆芥6克；便秘口渴者，加大黄6克，玄明粉4.5克；结膜出血者，加赤芍6克，牡丹皮3克。

- 方歌：忍冬藤汤板蓝根，野菊夏枯蒲公英，赤芍桑皮谷精草，连翘白蒺草薄荷。

- 组成：忍冬藤、板蓝根、蒲公英、野菊花、夏枯草各20克，谷精草、赤芍、桑皮、连翘、白蒺藜各15克，薄荷、生甘草各8克。

- 用法：水煎服，每日1剂，日服3次，小儿剂量酌减。

- 方解：方用忍冬藤、板蓝根、蒲公英、野菊花、夏枯草、谷精草、连翘清热解毒，清肝明目；赤芍凉血活血；桑皮宣肺利气；白蒺藜、薄荷疏风明目；甘草解毒，调和诸药。诸药合用，共奏清热解毒、疏风凉血之功。

- 主治：流行性出血性结膜炎。

- 加减：若头痛、咽喉甚者，加白芷、蔓荆子、牛蒡子各10克；若结膜充血水肿甚者，加茯苓、猪苓、茺蔚子各10克；若结膜下出血者，加地榆、茜草、大蓟各10克；若角膜上皮剥脱者，加龙胆草、蝉蜕各10克；若大便秘结者，加生大黄（后下）、玄明粉（冲服）各6克。

【方源】
《治验百病良方》

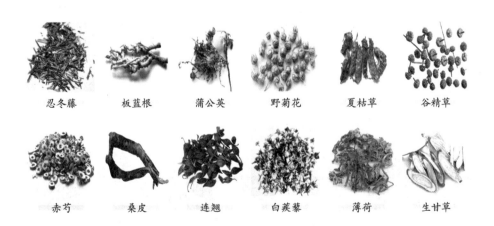

| 忍冬藤 | 板蓝根 | 蒲公英 | 野菊花 | 夏枯草 | 谷精草 |

| 赤芍 | 桑皮 | 连翘 | 白蒺藜 | 薄荷 | 生甘草 |

角膜炎

角膜炎是指由于外伤，或感染病菌角膜炎症性病变，会导致视力下降，属中医黑睛翳范畴。中医认为，本病为外感风热，或热毒上攻，蕴于黑睛。治宜养血祛风、活血通络。

大青叶汤

祛风清热，泻火解毒。

【方源】
《治验百病良方》

- 🎵 **方歌：** 大青叶汤板蓝根，银花羌活川黄连，芩柏栀菊决明子，荆芥防风甘草生。
- 🧩 **组成：** 板蓝根、大青叶、金银花各15克，羌活、川黄连、黄芩、川黄柏、栀子、野菊花、决明子各10克，荆芥、防风、生甘草各6克。
- 🥣 **用法：** 水煎服，每日1剂，日服3次。
- 📊 **方解：** 方用板蓝根、大青叶、金银花、野菊花、决明子清热解毒；黄连、黄芩、黄柏、栀子清热泻火；羌活、荆芥、防风祛风解毒；甘草解毒，调和诸药。合而用之，共奏祛风清热、泻火解毒之功。
- 📋 **主治：** 病毒性角膜炎。
- ⏩ **附记：** 据报道，用本方治疗病毒性角膜炎121例，服药4～6剂后，均获治愈。

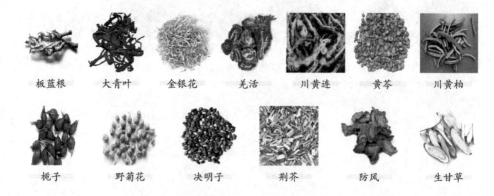

板蓝根　　大青叶　　金银花　　羌活　　川黄连　　黄芩　　川黄柏

栀子　　野菊花　　决明子　　荆芥　　防风　　生甘草

- 方歌：祛风解毒金银花，柴胡栀子蒲公英，荆防芍芷龙胆草，蔓荆茯苓草木通。

- 组成：蒲公英、金银花各20克，柴胡、蔓荆子、栀子各12克，龙胆草、赤芍、防风各15克，荆芥、白芷各10克，木通、生甘草、茯苓各8克。

- 用法：水煎服，每日1剂，日服2～3次。

- 方解：方用蒲公英、金银花、栀子、龙胆草清热解毒，泻火明目；柴胡疏肝解郁；赤芍凉血活血；防风、荆芥、白芷、蔓荆子祛风解表；茯苓、木通利水健脾；生甘草解毒，调和诸药。诸药合用，共奏祛风清热、利水健脾之功。

- 主治：病毒性角膜炎。

- 加减：若口渴、便秘、心烦者，加生地黄、知母、何首乌各10克；若口苦、咽干者，加钩藤、蝉衣各10克；若纳差、便溏者，加苍术、芡实各10克；若角膜遗留有混浊，加谷精草10克。

- 附记：据报道，用本方治疗病毒性角膜炎患者137例，其中，治愈者129例，显效者5例，有效者3例，总有效率为100%。

祛风解毒汤

祛风清热，利水健脾。

【方源】
《治验百病良方》

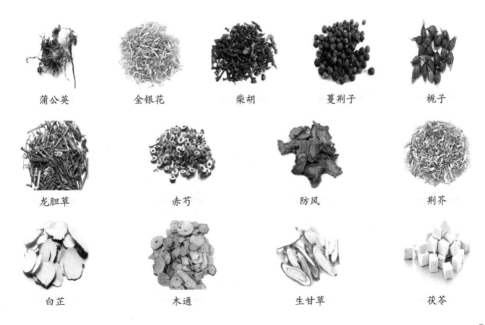

| 蒲公英 | 金银花 | 柴胡 | 蔓荆子 | 栀子 |

| 龙胆草 | 赤芍 | 防风 | 荆芥 |

| 白芷 | 木通 | 生甘草 | 茯苓 |

近视

近视是指视近物清晰，视远物模糊的眼病。高度近视者，眼珠较为突出，远视力显著减退，为了视物清晰，不得不移近所视目标，且常眯目视物；容易并发云雾移睛，甚至引起视衣脱离，以致严重损害视力，治宜补心益气、滋补肝肾、益精养血。

近视眼丸

补益肝肾，活血通络，清肝明目。

【方源】
《治验百病良方》

📃 **方歌：** 近视眼丸枸青葙，黄芪桑椹五味全，桃红覆藤决明子，远菊菖蒲升麻冰。

📋 **组成：** 五味子、枸杞子、青葙子各20克，黄芪25克，桑椹子、覆盆子各15克，桃仁、红花、鸡血藤、远志、野菊花、决明子各12克，石菖蒲、升麻各10克，冰片0.15克。

💬 **用法：** 上药共研为极细末，炼蜜为丸，每丸重9克。每次服1丸，白开水送服，每日早、晚各1次。同时每日做眼保健操3次。2个月为1疗程，每半个月测视力1次。

🏛 **方解：** 方用枸杞子、桑椹子、覆盆子、五味子补益肝肾，黄芪补气益肝，桃仁、红花、鸡血藤活血通络，远志、石菖蒲清心开窍，野菊花、决明子、青葙子清肝明目，升麻升清载药上行，冰片芳香走窜通络。诸药合用，共奏补益肝肾、活血通络、清肝明目之功。

📑 **主治：** 近视眼。

⏩ **附记：** 据报道，用本方治疗近视眼85例，其中，视力提高至5.1者12例，5.0者35例，4.9者20例，4.8者5例，4.7者13例。提高视力后，经5～7个月观察，视力未见下降。

- **方歌**：近视清明远视昏，阳光不足被阴侵，定志丸用菖蒲远，朱砂人参白茯神。

- **组成**：远志（去心）、人参5克，菖蒲、茯神10克，朱砂0.15克（不宜入煎剂）。

- **用法**：蜜为丸，每日1丸。

- **方解**：人参补心气，菖蒲开心窍，茯苓能交心气于肾，远志能通肾气于心，朱砂色赤，清肝镇心，心属离火，火旺则光能及远也。

- **主治**：目不能远视，而能近视者。常服益心强志，能疗健忘。

- **加减**：本方为中医治疗近视眼的传统方剂，汤剂一般不用朱砂。近代眼科学家又加入珍珠母10克、五味子5克，以加强安神宁心作用；加入茺蔚子10克，以活血行滞；加入生地黄10克、知母10克、黄柏10克，以凉血清热；加入枸杞子10克、菟丝子10克、车前子10克（包煎），以滋补肝肾。名叫开窍明目补肾五子汤。临症使用时还可加减用药。

- **附记**：张子和方无菖蒲，加柏子仁10克、酸枣仁10克，亦名定志丸，酒糊丸，姜汤下，定魂定惊。

【方源】
明代傅仁宇
《审视瑶函》

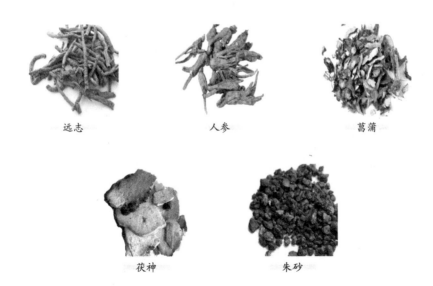

远志　　　　人参　　　　菖蒲

茯神　　　　朱砂

耳聋

耳聋，指听力减退或完全失去听力。中医认为，耳为肾的外窍，胆及三焦等的经脉会于耳中，所以耳鸣、耳聋多与肾、胆、三焦有关。治宜滋阴补肾、疏肝活血、通络开窍。

加味逍遥散

宣通升散，行气解郁。

【方源】
张梦侬
《临症会要》

- 🔹 **方歌：** 加味逍遥暴聋方，柴芎归附白芍栀，地骨丹皮龙胆草，磁石甘草石菖蒲。
- 🔹 **组成：** 柴胡、制香附、当归、白芍、地骨皮、栀子、龙胆草（酒炒）、牡丹皮、甘草、石菖蒲各10克，川芎5克，磁石粉（醋煅）25克。
- 🔹 **用法：** 水煎服，间日1剂，分3次服。
- 🔹 **方解：** 猝然耳聋，乃肝胆郁火勃发，阻塞清窍。故方用龙胆草、栀子、牡丹皮、地骨皮以泻肝胆三焦之火，柴胡、川芎以升散火郁，当归、白芍以和血平肝，菖蒲、香附以通窍行气，磁石滋肾镇惊，通耳明目，甘草调和诸药。诸方合用，共成缓肝泻火之剂，使郁火得泻，则肝胆条达，气血畅行，则清窍通利。更加针灸以开泄疏导，则暴聋自平。
- 🔹 **主治：** 暴聋。
- 🔹 **加减：** 在服药的同时，应配合针灸治疗。头部取穴：翳风、耳门、听会、听宫。下肢取穴：内庭（均双侧）。用半寸毫针，刺入3分，留针5分钟，每日1次，轻症3次，重症7次。
- 🔹 **附记：** 屡用效佳，一般服3剂即效，6剂可愈。病愈后必须头脑冷静，避免气恼，以免复发。

🖐 方歌：耳聋丸内生地黄，胆草黄芩泽泻裹，当归山栀和木通，菖蒲甘草羚角粉。

🌿 组成：龙胆草、黄芩、生地黄、泽泻、木通、山栀、当归、菖蒲、甘草各30克，羚羊角粉1.5克。

☞ 用法：水煎服，每日1剂，日服2次。

🩺 方解：方用龙胆草、羚羊角、栀子、黄芩清肝胆实火，合以泽泻、木通清热渗湿，当归、菖蒲活血通窍聪耳，甘草解毒，调和诸药。诸药合用，其奏清肝胆实热、清热渗湿通窍之功。

📋 主治：耳聋耳鸣、耳内肿痛流脓。

➕ 加减：耳内流脓，加蒲公英、野菊花。

清热渗湿通窍。

耳聋丸

【方源】
现代叶显纯
《常用中成药》

🖐 方歌：加味血府逐瘀汤，归芎枳壳生地黄，桃红芎桔丝瓜络，柴膝菖蒲草路通。

🌿 组成：生地黄、当归、枳壳、赤芍、川芎各9克，桔梗、柴胡、甘草、桃仁、红花各6克，怀牛膝、丝瓜络各20克，路路通10克，石菖蒲15克。

☞ 用法：水煎服，每日1剂，日服2次。

🩺 方解：耳司听觉，位于头面两侧，是清阳之气上通之处，属清窍之一。其功能须依赖气血阴阳调和而发生作用。《医林绳墨》耳部中有"然阳主乎声，阴主乎听，如寂然而听，声必应之，此阴阳相合，气之和也"。《灵枢·口问》篇有"耳者，宗脉之所聚也"。由于全身各大脉络会聚于耳，使耳于脏腑相连接，脏腑的生理功能和病理变化，常循经反映于耳。此因外伤导致气血凝滞，壅结耳窍，阴阳气血失调，呈现耳聋等症。故选用清代《医林改错》血府逐瘀汤加味治之。方用血府逐瘀汤活血化瘀，理气止痛；加之丝瓜络，路路通、石菖蒲以助通络开窍，共组成调和阴阳气血之剂，获以良效。

📋 主治：神经性耳聋（外伤性）。

⏩ 附记：多年应用，效果甚佳，一般服药20剂左右可愈。

活血化瘀，通络开窍。

加味血府逐瘀汤

【方源】
李文亮
《千家妙方·下》
（蔡福养方）

耳聋散

理气活血，通窍复聪。

【方源】
《治验百病良方》

- 方歌：耳聋散内用柴胡，川芎天麻制香附，再加防风和三七，理气活血耳复聪。
- 组成：柴胡、制香附各50克，川芎25克，天麻15克，防风10克，三七20克。
- 用法：上药共研细末，贮瓶备用。用时，每次服8克，日服2次，开水送服，1周为1疗程。
- 方解：方用柴胡、香附疏肝理气，川芎、三七活血化瘀，天麻、防风祛风通络。合而用之，共奏理气活血、通窍复聪之功。
- 主治：外伤生耳聋。
- 附记：据报道，用本方治疗外伤性耳聋39例，经用药3～5个疗程后，其中，治愈者36例，有效2例，无效1例，总有效率为97.43%。

益气活血汤

益气活血，祛风通窍。

【方源】
《治验百病良方》

- 方歌：益气活血用参芪，桃红丹参草葛根，柴胡川芎蔓荆子，钩藤棱芍鸡血藤。
- 组成：生黄芪、党参、丹参、葛根各25克，红花、桃仁、川芎、柴胡、三棱各12克，蔓荆子、赤芍、鸡血藤、钩藤各10克，生甘草5克。
- 用法：水煎服，每日1剂，日服2次，20天为1疗程。
- 方解：方用黄芪、党参益气补虚，丹参、红花、桃仁、川芎、三棱、赤芍、鸡血藤活血化瘀，柴胡疏肝解郁，钩藤、蔓荆子、葛根清肝祛风通窍。合而用之，共奏益气活血、祛风通络之功。
- 主治：突发性耳聋。
- 加减：若头晕、头胀和头痛者，加生石决明、生地黄、野菊花、白芷各10克；若头昏、体倦乏力、视物欠清者，加黄精、枸杞子、白术各10克。
- 附记：据报道，用本方治疗突发性耳聋18例，经用药1～2个疗程后，痊愈15例，有效2例，无效1例，总有效率为94.44%。

中医将中耳炎称为"耳脓""耳疳"，认为本病是由肝胆湿热，邪气盛行而引起。治疗时，有虚实之分。实证表现为耳内胀闷，耳痛耳鸣，面色红赤，耳道脓液黄稠，多见于急性化脓性中耳炎；虚证表现为耳道流出脓色清稀，耳聋耳鸣，面色萎黄，头昏眼花，四肢乏力。

中耳炎

加减普济消毒饮

行血疏气，清泄热毒。

- 🎵 方歌：加减普济消毒饮，银翘黄芩板蓝根，桃仁玄参苍耳子，力虫川连陈蝉衣。

- 💊 组成：连翘、黄芩、玄参、大力子各9克，板蓝根、金银花各12克，炒天虫、陈皮、炒苍耳子、蝉衣各4.5克，桃仁6克，川连3克。

- 🥄 用法：水煎服，每日1剂，日服2～3次。

- 📖 方解：原方普济消毒饮乃李东垣所创用，今减去马勃、升麻、柴胡、桔梗、甘草、薄荷，加入金银花、桃仁、苍耳子、蝉衣用之，获以良效。方中之黄芩、黄连清泄上焦热毒，其为主药；大力子、连翘、金银花、天虫、蝉衣，其疏散头面风热，为辅药；玄参、板蓝根清热解毒；陈皮理气而桃仁行血，二者合用，能疏气血之壅滞；苍耳子散风热，而利上窍，引诸药直达病所，共奏清热解毒、疏风散邪、宣壅利窍之功。

- 🈯 主治：急性中耳炎。

- ⏩ 附记：屡用屡验，效佳。一般服5剂可愈。

【方源】
李文亮
《千家妙方·下》
（何任方）

中耳炎汤

清热泻火，益气健脾。

【方源】
《治验百病良方》

- 🎵 方歌：中耳炎汤生黄芪，胆草夏枯生薏仁，白术泽泻柴胡草，水煎内服效亦佳。
- 🗂 组成：生黄芪、生薏苡仁各50克，龙胆草、夏枯草各20克，白术、泽泻各30克，柴胡15克，生甘草10克。
- 🍵 用法：水煎服，每日1剂，日服2～3次。
- 🔬 方解：方用龙胆草、夏枯草清热泻火，生黄芪益气扶正，生薏苡仁、泽泻、白术健脾利湿，甘草解毒和药。诸药合用，共奏清热泻火、益气健脾之功。
- 📋 主治：中耳炎。
- ▶▶ 附记：据报道，用本方治疗中耳炎39例，均获痊愈。

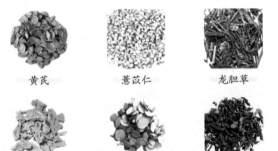

| 黄芪 | 薏苡仁 | 龙胆草 | 夏枯草 |
| 白术 | 泽泻 | 柴胡 | 生甘草 |

耳疳散

解毒收敛。

【方源】
《中医外科学讲义》

- 🎵 方歌：耳疳散内五倍子，黄连东丹和枯矾，龙骨海螵冰片麝，解毒收敛效堪夸。
- 🗂 组成：五倍子、黄连、东丹、枯矾、龙骨、海螵蛸各6克，麝香、冰片各0.6克。
- 🍵 用法：上药共研细末，贮瓶密封备用。用时用棉花卷条蘸药塞入耳窍内，每日换药2～3次。
- 🔬 方解：方用五倍子、枯矾、龙骨、海螵蛸收湿敛疮；合以东丹、黄连清热消肿；麝香、冰片芳香通窍，消炎止痛。合而用之，共奏解毒收敛之功。
- 📋 主治：慢性化脓性中耳炎。症见耳道红肿、脓溢不止、经久缠绵、反复发作。
- ▶▶ 附记：多年应用，效果甚佳，一般用药3～5日即可见效。

- **方歌**：清热托里用归芪，香附柴胡草黄芩，生地白芍龙胆草，再加白芷地骨皮。

- **组成**：香附、黄芩、生地黄、白芍、甘草、地骨皮、当归各10克，黄芪15克，柴胡、白芷各6克，龙胆草4.5克。

- **用法**：水煎服，两日1剂，分服4次，7剂为1疗程。

- **方解**：由于本病为肝胆湿热内蕴所致。故方中以龙胆草、黄芩清热泻火祛湿；黄芪益气；当归、生地黄、白芍、地骨皮清热凉血，养阴益阴，使邪去不伤正；湿热之邪内郁肝胆，故以柴胡、香附疏肝理气；甘草和药调中；白芷散风消肿。诸药合用，共奏清热泻火、散风祛湿、托里排脓之效。

- **主治**：化脓性中耳炎。

- **附记**：临床应用，多配用聤耳散外用，内外并治，治验甚多，疗效显著。一般用药1个月左右即可获愈。

清热托里汤

清热泻火，散风祛湿，托里排脓。

【方源】
张梦侬
《临症会要》

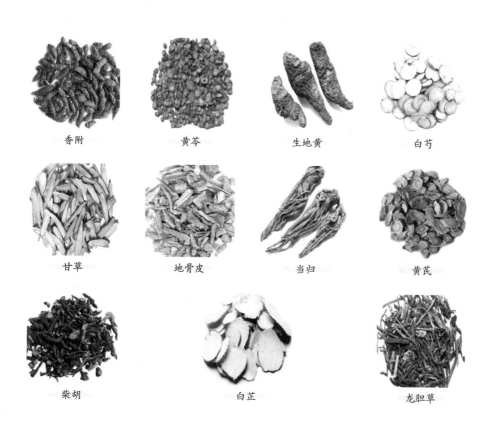

香附　　　黄芩　　　生地黄　　　白芍

甘草　　　地骨皮　　　当归　　　黄芪

柴胡　　　白芷　　　龙胆草

内耳眩晕症

内耳眩晕症又称美尼尔综合征或膜迷路积水。病因尚不很明确，常因精神紧张、疲劳过度而诱发，故在中年脑力劳动者多见。常突然起病，反复发作，感觉自身或周围物体旋转晃动，有天翻地覆之感，伴耳鸣耳聋，耳内有闷胀感，并有恶心呕吐，发作后耳鸣耳聋减轻或消失，耳聋随发作次数的增强而加重，反复发作者耳鸣永久，发作时加重，检查有眼球震颤和前庭功能异常。

止眩汤

通阳利水，息风化痰。

【方源】
《治验百病良方》

- ⚕ **方歌：** 止眩汤内用桂枝，泽泻茯苓制南星，防风天麻法半夏，白术猪苓和钩藤。

- **组成：** 桂枝、泽泻、茯苓、防风、天麻各20克，制南星、法半夏各10克，猪苓、白术、钩藤各12克。

- **用法：** 水煎服，每日1剂，日服3次。为防止复发，宜在症状消失后再服2～3剂。不论病情轻重，于治疗期间均宜卧床休息。

- **方解：** 方用桂枝、泽泻、茯苓、猪苓、白术通阳利水，制南星、法半夏燥湿化痰，钩藤、天麻、防风平肝息风。合而用之，共奏通阳利水、息风化痰之功。

- **主治：** 内耳眩晕。

- **附记：** 据报道，用本方治疗梅尼埃病（内耳眩晕）38例，均获治愈。一般服药1～2剂后症状显著减轻，3剂症状消失。服药最少者3剂，最多者8剂。

方歌：清眩汤内用柴胡，夏陈术泽天麻菊，黄芩甘草生姜枣，党参茯苓钩藤裹。

组成：柴胡、半夏、陈皮、白术、泽泻、天麻、菊花、大枣各10克，黄芩、生姜、甘草各5克，党参、钩藤、茯苓各15克。

用法：水煎服，每日1剂，日服2次。

方解：方用柴胡清热疏肝，半夏、陈皮、茯苓、泽泻、白术燥湿化痰，党参、白术、茯苓益气健脾，钩藤、菊花、天麻清热息风，姜枣温中，甘草调和诸药。诸药合用，共奏燥湿健脾、清热息风之功。消补兼施，用之颇验。

主治：内耳眩晕。

附记：多年应用，每收良效。

清眩汤

燥湿健脾，清热息风。

【方源】

杜怀棠
《中国当代名医验方大全》（江尔逊方）

方歌：复方泽泻用白术，钩藤菊花珍珠母，再加磁石川牛膝，内耳眩晕效堪夸。

组成：泽泻20克，白术、钩藤、珍珠母各15克，菊花、川牛膝各10克，磁石25克。

用法：水煎服，每日1剂，日服2次。

方解：方用白术、泽泻渗湿健脾，钩藤、菊花清热息风，珍珠母、磁石重镇潜阳，川牛膝活血，并导热下行。合而用之，共奏渗湿健脾、平肝潜阳之功。

主治：内耳眩晕。

加减：若伴恶心呕吐者，加半夏15克，赭石50克，疗效更佳。

附记：据报道，用本方治疗内耳眩晕102例，痊愈90例，有效8例，无效4例，总有效率为96.08%。

复方泽泻汤

渗湿健脾，平肝潜阳。

【方源】

《治验百病良方》

慢性鼻炎

慢性鼻炎是因外感风寒、风热或风寒郁而化热，未经治疗，或治疗不彻底，邪毒滞留在鼻窍，由鼻入肺，肺经伤则肺失宣降，故出现鼻塞，肺气失宣降，可致气滞血瘀，鼻塞症状加重，治宜益气祛风、通利鼻窍。

玉屏苍耳汤

益气祛风，清收敛疮，通利鼻窍。

🌱 **方歌**：玉屏苍耳用黄芪，防风木通和白术，辛夷白芷五味子，再加菊花桑螵蛸。

🌿 **组成**：黄芪25克，防风、木通各10克，白术、苍耳子、辛夷、白芷、菊花、五味子、桑螵蛸各15克。

🥣 **用法**：水煎服，每日1剂，每日早、晚饭后各服1次。

🌳 **方解**：方用黄芪、五味子益气固表；防风疏散风寒；白术健脾渗湿；苍耳子、辛夷、白芷通利鼻窍，疏风散邪；菊花清利头目；桑螵蛸、五味子收湿敛疮。诸药合用，共奏益气祛风、清收敛疮、通利鼻窍之功。

📋 **主治**：慢性鼻炎。

➕ **加减**：临床应用，可随症灵活加减。

▶▶ **附记**：屡用效佳。

【方源】
李宝顺
《名医名方录·第三辑》
（王德鉴方）

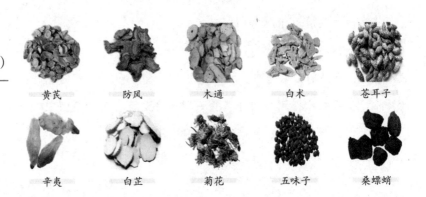

黄芪　　防风　　木通　　白术　　苍耳子

辛夷　　白芷　　菊花　　五味子　　桑螵蛸

- 方歌：鼻炎汤内用柴胡，胆草薄荷与防风，荆芥川芎鱼腥草，枳桔细夷蔓荆子。

- 组成：龙胆草、鱼腥草各15克，柴胡、薄荷、防风、荆芥、川芎、蔓荆子、桔梗各10克，辛夷12克，细辛5克。

- 用法：水煎服，每日1剂，日服2次。

- 方解：方用龙胆草、鱼腥草清热解毒，柴胡疏肝理气，防风、荆芥、薄荷祛风散邪，川芎活血祛风，桔梗、辛夷、细辛、蔓荆子通利鼻窍、疏散风邪。诸药合用，共奏清热祛风、通利鼻窍之功。

- 主治：慢性鼻炎。

- 附记：据报道，用本方治疗慢性鼻炎36例，经用药5～15剂后，治愈32例，显效3例，无效1例，总有效率为97.22%。

鼻炎汤

清热祛风，通利鼻窍。

【方源】
《治验百病良方》

- 方歌：桂枝苍耳用防风，白芷川芎辛夷花，连翘桔梗鱼腥草，再加细辛甘草襄。

- 组成：桂枝、苍耳子、白芷、防风、川芎各10克，鱼腥草、连翘各20克，辛夷、桔梗、细辛各6克，生甘草5克。

- 用法：水煎服，每日1剂，日服3次，10剂为1疗程。

- 方解：方用鱼腥草、连翘清热解毒，桂枝、防风疏散风寒，川芎活血祛风，苍耳子、辛夷、白芷、桔梗、细辛通利鼻窍，疏风散邪。甘草解毒和药。诸药合用，共奏清热祛风、通利鼻窍之功。

- 主治：慢性鼻炎。

- 附记：据报道，用本方治疗慢性鼻炎68例，经用药1～2个疗程后，治愈65例，显效2例，无效1例，总有效率为98.53%。

桂枝苍耳汤

清热祛风，通利鼻窍。

【方源】
《治验百病良方》

过敏性鼻炎

过敏性鼻炎是自身因为环境导致的一种过敏现象，主要的症状是流涕、鼻痒、打喷嚏、流眼泪等。中医认为，主要因患者的脏腑功能失调，肺、脾、肾等脏器虚损所致。此外，若再受外邪侵袭就易发病。

益气健脾汤

益气健脾，祛风通窍。

【方源】
《治验百病良方》

- 方歌：益气健脾用参芪，山药白术薏苡仁，荆芥防风生甘草，桔梗蝉衣和细辛。
- 组成：党参、黄芪、薏苡仁、怀山药各15克，白术、防风、荆芥、桔梗各10克，细辛、蝉衣各6克，生甘草8克。
- 用法：水煎服，每日1剂，日服2次。
- 方解：方用党参、黄芪益气固表，怀山药、白术、薏苡仁健脾渗湿，防风、荆芥、细辛、桔梗、蝉衣祛风通窍，甘草解毒和药。合而用之，共奏益气健脾、祛风通窍之功。
- 主治：过敏性鼻炎。
- 加减：若鼻塞重者，加辛夷、石菖蒲、栀子各10克；若鼻黏膜水肿严重者，加猪苓、茯苓、泽泻各10克；若鼻涕中夹血者，加茜草、白茅根各10克；若食欲减退者，加苍术、鸡内金各10克。
- 附记：一般用药10～15剂即可获得治愈。

- 方歌：益气通窍用黄芪，白术白芷和防风，细辛辛夷苍耳子，再加一味荆芥穗。
- 组成：生黄芪15克，白术、白芷、辛夷、苍耳子、荆芥穗各9克，防风6克，细辛3克。
- 用法：水煎服，每日1剂，日服2次。
- 方解：方用生黄芪、白术益气，固表，健脾；防风、荆芥穗疏散风邪；苍耳子、辛夷、白芷、细辛通利鼻窍，疏风散寒。合而用之，共奏益气固表，疏风通窍之功。
- 主治：过敏性鼻炎。
- 加减：临证应用，可随症再加一二味对证之品。
- 附记：效果满意。

【方源】
《名医治验良方》
（焦树德方）

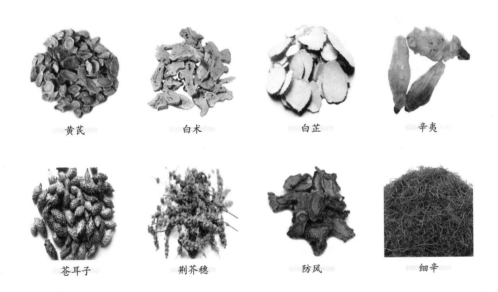

| 黄芪 | 白术 | 白芷 | 辛夷 |

| 苍耳子 | 荆芥穗 | 防风 | 细辛 |

鼻窦炎（鼻渊）

鼻窦炎有急性和慢性之分，中医认为，急慢性鼻窦炎均属"鼻渊"范畴。鼻窦炎的发病机理主要为肺经风热，壅塞鼻窍、胆腑郁热，上攻鼻窍、脾胃湿热，困结鼻窍、肺气虚寒，邪犯鼻窍、脾气虚弱，湿困鼻窍等。而且认为急性鼻窦炎多为实证，而慢性鼻窦炎则多为虚证或虚实夹杂证，治宜散风祛寒、清热解毒、通利鼻窍。

解毒汤

清热解毒，通利鼻窍。

【方源】
《治验百病良方》

- 🎵 **方歌**：解毒汤内金银花，野菊苍耳生薏仁，黄芩辛夷和白芷，解毒通窍病可痊。
- ✋ **组成**：金银花、野菊花各30克，苍耳子、生薏苡仁各20克，黄芩、辛夷花各10克，白芷12克。
- 🕐 **用法**：水煎服，每日1剂，日服2次，10剂为1疗程。
- 📖 **方解**：方用金银花、野菊花、黄芩清热解毒；生薏苡仁渗湿健脾；苍耳子、辛夷花、白芷通利鼻窍，疏风散邪。诸药合用，共奏清热解毒、通利鼻窍之功。
- 📋 **主治**：副鼻窦炎（鼻渊）。
- ➕ **加减**：若恶风寒，鼻塞者，加荆芥、薄荷、细辛、防风；若偏寒头痛者，加羌活、独活、川芎；若偏热头痛者，加菊花、蔓荆子、柴胡、升麻、葛根；若咳嗽痰多者，加杏仁、桔梗、柴胡；若兼眩晕者，加桑叶、菊花、钩藤、石决明、枸杞子；若疼痛日久、疲倦无力、缠绵无休止者，加党参、白术、黄芪；若鼻出血者，加栀子、白茅根、生地黄、牡丹皮。
- ⏩ **附记**：据报道，用本方治疗副鼻窦炎127例，治愈96例，明显好转者31例，总有效率为100%。

- 🖐 方歌：蒲公英汤野菊花，黄芩胆草与防风，白芷辛夷生甘草，清热解毒通鼻窍。
- 🔬 组成：蒲公英、黄芩、龙胆草各20克，防风、白芷、野菊花各12克，辛夷花10克，生甘草6克。
- 🥄 用法：水煎服，每日1剂，日服2～3次，1周为1疗程。
- 🏥 方解：方用蒲公英、龙胆草、野菊花、黄芩清热解毒，防风、白芷、辛夷花祛风通窍，生甘草解毒和药。诸药合用，共奏清热解毒、祛风通窍之功。
- 📋 主治：鼻窦炎。
- ➕ 加减：若头痛甚者，加蔓荆子、羌活各10克；若头昏者，加天麻、刺蒺藜各10克；若鼻塞甚者，加威灵仙、木通各10克；若涕中夹血者，加小蓟、地榆各10克。
- ⏩ 附记：据报道，用本方治疗鼻窦炎39例，经用药1～3个疗程后，均获治愈。

蒲公英汤

清热解毒，祛风通窍。

【方源】
《治验百病良方》

- 🖐 方歌：鼻窦炎汤用公英，射干鱼腥苍耳子，柴胡辛夷败酱草，薄芷辛草山豆根。
- 🔬 组成：鱼腥草、蒲公英、败酱草各20克，射干30克，苍耳子、柴胡、山豆根、辛夷、薄荷、白芷各10克，细辛、甘草各5克。
- 🥄 用法：水煎服，每日1剂，日服3次，6剂为1疗程。
- 🏥 方解：方用鱼腥草、败酱草、蒲公英、射干、山豆根清热解毒；柴胡疏肝解郁；苍耳子、辛夷、薄荷、白芷、细辛通利鼻窍，疏风散邪；甘草解毒和药。诸药合用，共奏清热解毒、疏风通窍之功。
- 📋 主治：鼻窦炎。
- ⏩ 附记：据报道，用本方治疗鼻窦炎46例，经用药1～2个疗程后，痊愈44例，显效2例，显效痊愈率为100%。
  本方还适用于鼻窦炎而伴有扁桃体炎或咽喉肿痛者，验之临床，效果亦佳。

鼻窦炎汤

清热解毒，疏风通窍。

【方源】
《治验百病良方》

慢性咽炎

慢性咽炎是指咽部黏膜、淋巴组织及黏液腺的弥漫性炎症。症状有咽部发干、发痒、灼热、疼痛、有异物感、吞咽不适、声音嘶哑或失声等，重症者伴有咳嗽、咳痰，晨起较甚。中医认为，慢性咽炎系风热喉痹反复发作，阴津暗耗、虚火上炎，熏灼咽部，或肺阴不足等所致，治宜清润肺气、调和气血、滋养肝肾。

五福化毒丹

清热凉血，解毒消肿。

【方源】
明代龚廷贤
《寿世保元》

- **方歌**：五福化毒生地黄，犀角桔梗赤茯苓，朴硝甘草牛蒡子，青黛玄参连翘裹。
- **组成**：犀角（3倍量水牛角代）、甘草、朴硝各9克，桔梗30克，生地黄、赤茯苓、牛蒡子各15克，连翘、玄参各18克，青黛6克。
- **用法**：上药共研细末，炼蜜为丸，如龙眼大（约3克）。每服1丸，薄荷汤研化下，日服2次。
- **方解**：方用犀角、生地黄、玄参清热凉血；桔梗、甘草宣肺泄热利咽；赤茯苓利水健脾；朴硝通腑泄热，使热毒从二便排出；青黛清热解毒；连翘、牛蒡子凉血解毒，且牛蒡子、玄参、桔梗又均为清热利咽要药。诸药合用，共奏清热凉血、解毒消肿之功。
- **主治**：热毒蕴结，症见咽喉肿痛、口舌生疮、口臭烦热、口苦咽干、苔黄、脉数等。
- **加减**：若见舌质红绛者，加赤芍、牡丹皮；咽喉肿痛较甚，加射干、山豆根；口中糜碎或口臭，加黄连、木通；大便秘结者，加大黄。此外，在服药同时，应配合珠黄散吹喉，冰硼散涂口舌上。
- **附记**：方中犀角，今为禁品，改用水牛角15～30克，先煎30分钟。用之临床，效果亦佳。

🎵 方歌：金果饮内生地黄，玄参麦陈胖大海，养阴清热和利咽，脾虚便溏应慎用。

🌿 组成：生地黄、玄参、麦冬、陈皮、胖大海各等分。

🥄 用法：上药制成糖浆剂。每服15毫升，日服3次。亦可改用饮片作汤剂水煎服，各药用量按常规剂量酌定。

📊 方解：方用玄参清热养阴利咽，生地黄、麦冬滋阴润燥，更佐以胖大海利咽开音，陈皮理气化痰。诸药合用，共奏养阴生津、清热利咽之功。

📋 主治：急、慢性咽喉炎所引起的咽喉疼痛，干燥不适，声音嘶哑。

⏩ 附记：脾虚便溏者慎用。

金果饮

养阴生津，清热利咽。

【方源】

现代

《全国中成药产品集》

🎵 方歌：加味增液是良方，银翘丹芍生地黄，石膏玄参和麦冬，车前竹叶草薄荷。

🌿 组成：金银花30克，连翘、生地黄、玄参、麦冬、生石膏各15克，牡丹皮、白芍、甘草、竹叶、车前草、薄荷各10克。

🥄 用法：水煎服，每日1剂，代茶频饮，可连服3～5剂。

📊 方解：《素问·阴阳应象大论》云"水为阴，火为阳""阴胜则阳病，阳胜则阴病"。今热毒内发，咽、舌、口腔糜烂，是火盛则伤阴。方取增液汤加金银花、连翘、牡丹皮、石膏、白芍、甘草、竹叶、车前草、薄荷而成。故用玄参、麦冬、生地黄增液以滋阴固其本；生石膏、竹叶泄气分之火；牡丹皮、白芍泻血分之火；薄荷使郁火上散；车前草清热利水而引毒火下行；金银花、连翘清热解毒（败毒）；甘草解毒泻火调和诸药，共成滋阴泻火败毒之剂。确诊为实火用之即效，如属虚火，虽多用久用亦不见效。

📋 主治：急、慢性咽炎及口腔炎。

➕ 加减：在服药同时，外用"锡类散"吹喉（患处）。

⏩ 附记：如证属虚火者忌用。若同时配用三棱针点刺少商穴放血少许，奏效尤捷。

加味增液汤

滋阴降火，清热解毒。

【方源】

张梦侬

《临症会要》

喉喑

喉喑是指以声音嘶哑为主要特征的喉部疾病。本病初期多为实证，临床辨证多属风寒、风热或肺热壅盛，肺气不宣；病久则多为虚证或虚实夹杂证，临床辨证多属肺肾阴虚、肺脾气虚或血瘀痰凝，喉窍失养。治疗上，在辨证用药的基础上应注意配合利咽开音法的运用。

红花解毒汤

清热解毒，化瘀散结。

【方源】
《治验百病良方》

- 方歌：红花解毒金银花，公英海藻穿山甲，桃仁鳖甲败酱草，知柏甘草广郁金。

- 组成：蒲公英、金银花、败酱草各20克，鳖甲、海藻、红花、桃仁、穿山甲、郁金、川黄柏、知母各10克，生甘草6克。

- 用法：水煎服，每日1剂，日服1～2次，10剂为1疗程。

- 方解：方用蒲公英、金银花、败酱草清热解毒，黄柏、知母清热养阴，鳖甲、海藻软坚散结，红花、桃仁、穿山甲、郁金活血祛瘀，通络散结，甘草解毒，调和诸药。诸药合用，共奏清热解毒、化瘀散结之功。

- 主治：声带小结。

- 加减：若气滞者，加青皮、陈皮、枳壳各10克；若血瘀甚者，加泽兰、王不留行、路路通各10克；若嘶哑严重者，加射干、木蝴蝶各10克。

- 附记：据报道，用本方治疗声带小结72例，经用药1～3个疗程后，治愈67例，显效5例，显效治愈率为100%。

- 方歌：消息利咽蒲公英，夏枯茯苓胖大海，赤芍蝉衣鱼腥草，再加甘草紫丹参。
- 组成：蒲公英、夏枯草、鱼腥草各30克，胖大海、茯苓、赤芍、蝉衣、丹参、生甘草各10克。
- 用法：水煎服，每日1剂，分2～3次口服。
- 方解：方用蒲公英、鱼腥草、生甘草清热解毒，夏枯草清热化痰散结，胖大海养阴清热润肺开音，丹参、赤芍、茯苓活血渗湿，蝉衣搜风通络。诸药合用，共奏消热解毒、活血化痰、消息利咽之功。
- 主治：声带息肉。
- 附记：据报道，用本方治疗声带息肉27例，均获痊愈。

消息利咽汤

清热解毒，活血化痰，消息利咽。

【方源】
《治验百病良方》

- 方歌：二草消息用瓜蒌，百合沙参牛蒡子，归芍前胡法半夏，茯苓白术和桔梗。
- 组成：败酱草、牛蒡子、全瓜蒌、夏枯草各15克，百合、沙参、茯苓、前胡、法半夏各12克，全当归、白术、赤芍、桔梗各10克。
- 用法：水煎服，每日1剂，日服2次。
- 方解：方用败酱草、夏枯草清热解毒，化痰散结；全瓜蒌、前胡、法半夏、桔梗、牛蒡子宣肺利气，化痰散结；百合、沙参养阴润肺；白术、茯苓健脾渗湿；全当归、赤芍活血通络。诸药合用，共奏清热化痰，宣肺健脾，养阴活血之功。
- 主治：声带息肉。
- 加减：若咽喉干痛甚者，加玄参、莱菔子、玉竹各10克；若失声者，加凤凰衣、木蝴蝶各5克；若大便秘结者，加生大黄（后下）、玄明粉（冲服）各10克。
- 附记：据报道，用本方治疗声带息肉15例，经用药16～20剂后，均获痊愈。

二草消息汤

清热化痰，宣肺健脾，养阴活血。

【方源】
《治验百病良方》

103

慢性唇炎

慢性唇炎又称剥脱性唇炎、慢性光化性唇炎。以唇黏膜红肿、糜烂、皲裂、脱屑为特征，时轻时重，日久不愈。此症相当于中医文献记载的"唇风""紧唇"。其病多因阳明胃热、脾经血燥，或复感风邪、风热相搏所致。可分为"胃经风火"和"脾经血燥"两种症型，可分别配合清热泻火、凉血疏风，或凉血润燥、祛风清热之品调理。

养阴清燥汤

清心降火，养阴润燥。

【方源】
李文亮
《千家妙方·下》
（刘荣星方）

- 🎵 方歌：养阴清燥生地黄，玉竹山药牡丹尝，首乌麦冬女贞子，黄芩栀子莲子心。
- 💊 组成：玉竹、山药、生地黄、女贞子、何首乌各15克，粉牡丹皮、麦冬、莲子心、栀子、黄芩各9克。
- 👋 用法：水煎服，每日1剂，日服2次。
- 🏥 方解：方用栀子、黄芩、莲子心清心降火，且栀子清泻三焦之火，引热下行；玉竹、生地黄、粉牡丹皮、麦冬养阴润燥；山药健脾益肾。合而用之，共奏清心降火、养阴润燥之功。
- 📋 主治：慢性唇炎（阴虚血热型）。
- ➕ 加减：若苔黄便秘者，加大黄；舌苔腻唇内有分泌物者，加生薏苡仁；小便黄兼口渴者，加淡竹叶。另以木蝴蝶3克局部外敷，用时先以开水将药片浸湿，后敷患处，每昼夜换药2次。
- ▶▶ 附记：据报道，47例患者，经治疗痊愈后随访观察1～3年以上，均未见复发，说明远期疗效也令人满意。治疗时间，一般均在两周时间左右，使其痊愈。

方歌：唇风饮内用荆防，连翘薄荷焦山栀，归芍滑石薏仁草，黄芩白术生石膏。

组成：防风、荆芥穗、焦山栀、黄芩、生石膏、白术、当归、滑石各9克，薄荷、白芍、甘草各6克，连翘、生薏苡仁各12克。

用法：水煎服，每日1剂，日服2次。

方解：方用连翘、焦山栀、黄芩、生石膏清热泻火；防风、荆芥穗、薄荷疏散风邪；白芍、当归养血和肝，活血祛风；滑石、生薏苡仁、白术健脾除湿；甘草解毒，调和诸药。诸药合用，共奏散风，清热，除湿之功。

主治：过敏性唇炎。

附记：临床屡用，效果甚佳，一般用药10剂左右即愈。

唇风饮

散风，清热，除湿。

【方源】
《千家妙方·下》
（齐强方）

方歌：唇炎液内白鲜皮，苦参地肤川槿皮，再加一味蛇床子，浸泡患部用之痊。

组成：白鲜皮15克，蛇床子、川槿皮各10克，地肤子、苦参各30克。

用法：将上药置砂锅内煮沸10分钟，离火之后，去除药渣待温。每日1剂。用时，将患唇浸泡于药液内，每次浸泡15分钟；或将消毒纱布浸透药液，敷于唇部，戴上口罩，可以自由活动。上述两种用药方法轮流使用，但以唇部直接浸泡在药液中为主。总之，每天用药的时间宜长，如果仅用1次则无效。本方对健康皮肤及口腔黏膜基本无刺激。浸泡时，患者感觉舒服，且能止痒。

方解：方用苦参清热祛湿，川槿皮杀虫解毒，白鲜皮、地肤子、蛇床子祛风止痒。合而用之，共奏清热解毒、祛风除湿、杀虫止痒之效。

主治：慢性唇炎及剥脱性唇炎。

唇炎液

清热解毒，祛风除湿，杀虫止痒。

【方源】
《治验百病良方》

唇炎膏

清热解毒，收湿敛疮。

【方源】
《治验百病良方》

🔖 **方歌：** 唇炎膏内生大黄，青黛五倍川黄连，枯矾冰片败酱草，地塞米松蜂蜜调。

📋 **组成：** 五倍子、川黄连、青黛、败酱草、生大黄各30克，枯矾6克，地塞米松300毫克，冰片5克，蜂蜜适量。

🥄 **用法：** 将前8味药共研为极细末，过120目筛后，贮瓶密封备用。用时，取药末少许，用蜂蜜调和成糊状，外涂患处，每日早、晚各涂1次，3天为1疗程。

📊 **方解：** 方用黄连、青黛、败酱草清热解毒，五倍子、枯矾收湿敛疮，生大黄凉血散瘀，冰片、地塞米松消炎，蜂蜜解毒。合而用之，共奏清热解毒、收湿敛疮之功。

📑 **主治：** 慢性唇炎。

⏩ **附记：** 临床屡用，疗效满意。一般用1～2个疗程，即获痊愈或显效。用药安全，疗效可靠。

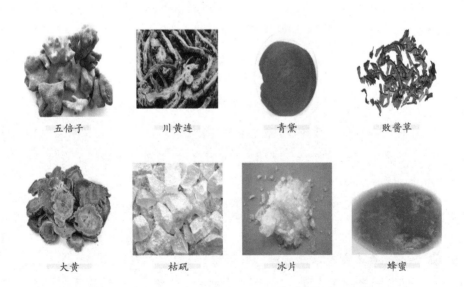

五倍子　　　　川黄连　　　　青黛　　　　败酱草

大黄　　　　枯矾　　　　冰片　　　　蜂蜜

扁平苔藓

扁平苔藓，中医病名为"紫癜风"，大致与中医口蕈、口癣、口破、口疳等相似，临床并不罕见，且近年来发病率有增高趋势。中医认为本病是因素体阴血不足，脾失健运，蕴化不足，复感风邪，风湿客于肌肤腠理，凝滞于血分或因肝肾不足，阴虚内热，虚火上炎于口而致病，扁平苔藓好发于青年及成人。

活血解毒汤

清热解毒，滋阴降火，活血通络。

- 🌀 **方歌：** 活血解毒生地黄，知柏桃红山甲襄，败酱丹花蛇舌草，玄参二冬草山栀。

- 🌿 **组成：** 白花蛇舌草、败酱草各30克，生地黄、丹参、天花粉各15克，天冬、玄参、黄柏、知母、红花、桃仁、炙穿山甲、麦冬、生山栀各10克，生甘草6克。

- 💧 **用法：** 水煎服，每日1剂，日服2次。

- 🔹 **方解：** 方用白花蛇舌草、败酱草、生山栀清热解毒，生地黄凉血清热，丹参、红花、桃仁、穿山甲活血化瘀，天花粉、天冬、麦冬养阴生津，玄参、黄柏、知母滋阴降火，生甘草解毒，调和诸药。诸药合用，共奏清热解毒，滋阴降火，活血通络之功。

- 🔲 **主治：** 扁平苔藓。

- ⏩ **附记：** 据报道，用本方治疗扁平苔藓15例，经服药10～30天后，均获痊愈。

【方源】
《治验百病良方》

- 方歌：土茯苓汤生地黄，败酱龙胆怀山药，苓泽知柏天花粉，山萸枸杞草当归。
- 组成：败酱草、土茯苓各30克，龙胆草20克，生地黄、怀山药、猪苓各15克，黄柏、知母、泽泻、山茱萸、天花粉各10克，枸杞子、全当归各12克，生甘草3克。
- 用法：水煎服，每日1剂，日服3次。10剂为1疗程，直至痊愈为止。
- 方解：方用败酱草、龙胆草清热解毒，土茯苓、猪苓、泽泻、怀山药利湿健脾，生地黄、全当归凉血养血，山茱萸、枸杞子、天花粉养肝生津，黄柏、知母清热养阴，甘草调和诸药。诸药合用，共奏清热利湿、养肝健脾之功。
- 主治：扁平苔藓。
- 附记：据报道，用本方治疗扁平苔藓29例，经用药1～3个疗程后，结果治愈28例，有效1例，治愈率为96.55%。

- 方歌：活血祛风用四物，桃仁红花赤首乌，浮萍蝉衣与二蛇，为末泛丸服之康。
- 组成：白花蛇、浮萍、川芎各30克，乌梢蛇、赤首乌、全当归、生地黄各60克，蝉衣18克，桃仁、红花、赤芍、白芍各45克。
- 用法：上药共研细末，水泛为丸，如梧桐子大。每服3～5克，日服2次，温开水送服。
- 方解：本方是从桃红四物汤加味而成。方中以桃红四物汤加赤何首乌养血活血，古人所谓"治风先治血，血行风自灭"是也；更以浮萍、蝉衣、二蛇开腠理，祛风邪，气血和调，风邪渐去，皮毛得养，其病得愈。
- 主治：毛囊苔藓，症见皮肤干燥粗糙，毛孔如有硬刺，不红不痛，微痒，皮肤上有火辣感。
- 附记：屡用效佳。

鹅口疮是以口腔白屑为特征的一种常见疾病。因口腔满布白屑时状如鹅口，故名。又因其色白如雪片，故又称"雪口"。本病无明显季节性，常见于禀赋不足，体质虚弱，营养不良，久病、久泻的小儿，尤以早产儿、新生儿多见。一般预后良好。本病在《诸病源候论·鹅口候》中已做了较为系统的论述，书中说："小儿初生口里白屑起，乃至舌上生疮，如鹅口里，世谓之鹅口。此由在胎时受谷气盛，心脾热气熏发于口故也。"明确指出了鹅口疮是由心脾积热所致。

鹅口疮

清热泻脾散

清热泻火，凉血解毒。

🌀 **方歌**：清热泻脾用黄连，栀子石膏生地黄，黄芩茯苓灯心草，清热泻火热毒消。

⚗️ **组成**：栀子、生地黄、黄芩、茯苓各9克，生石膏15克，黄连、灯心草各3克。

💊 **用法**：上药共研细末。每次3~6克，水煎服。也可用饮片作汤剂水煎服，各药用量按常规剂量酌定。

💧 **方解**：方用栀子、石膏、黄连、黄芩清热泻火，佐以茯苓健脾渗湿，灯心草清心安神，生地黄凉血清热。合而用之，共奏清热泻火解毒之功。

🈺 **主治**：小儿鹅口疮。症见口腔舌上白屑堆积，周围红较甚，面赤唇红，烦躁不宁，吮乳啼哭；或伴发热，口干或渴，大便秘结，小便短黄，舌质红，脉滑数；或指纹紫滞。

➕ **加减**：若见胃纳不香，加薏苡仁、麦芽、莱菔子；大便秘结，加大黄。

▶▶ **附记**：本方虽为小儿而设，但也可治心脾蕴热的病症。

【方源】
清代吴谦
《医宗金鉴》

青梅散

清热泻火，活血敛疮。

【方源】
张奇文
《幼科条辨》
（蒯仰山家
传方）

- 方歌：青梅散中生石膏，青黛黄连人中白，乳没硼砂上冰片，清热活血敛疮肌。
- 组成：生石膏、硼砂各2.5克，人中白、青黛、黄连、没药、乳香各1克，冰片0.3克。
- 用法：上药共研细末。每取少许搽口中，日数次。
- 方解：方用生石膏、青黛、黄连清热泻火，没药、乳香活血散瘀，人中白、冰片、硼砂解毒敛疮生肌。合而用之，共奏清热泻火、活血敛疮之功。
- 主治：小儿鹅口疮以及口腔溃疡等病症。

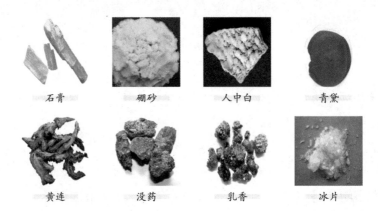

石膏　　硼砂　　人中白　　青黛

黄连　　没药　　乳香　　冰片

甘露饮

清热解毒，养阴生津。

【方源】
张奇文
《幼科条辨》
（李乐园方）

- 方歌：甘露饮中天麦冬，芩翘生地茵陈斛，枳实山栀淡竹叶，灯心甘草莲子心。
- 组成：生地黄15克，天冬、麦冬、茵陈、石斛各9克，酒黄芩、连翘各6克，枳实、炒山栀、竹叶各5克，莲子心、甘草各3克，灯心草1克。
- 用法：水煎服，每日1剂，日服2～3次。
- 方解：方用生地黄、天冬、麦冬、石斛养阴生津，凉血解毒；配以酒黄芩、连翘、山栀、竹叶、灯心草清心脾之火；茵陈清湿热；枳实畅气机；莲子心清心安神；甘草解毒，并调和诸药。诸药合用，共奏清热解毒、养阴生津之功。
- 主治：口腔舌上白屑散布，兼见形神怯弱、五心烦热、口干不渴、舌质红。
- 加减：一般可加桂心少许，以引火归原。

牙周炎是牙周组织的慢性炎症。常见症状为牙齿松动、牙龈出血、牙龈肿胀、露牙根、牙垢多、口臭等，病情发展下去，可对牙龈、牙槽骨、牙周膜等牙周组织造成实质性破坏。造成牙周发炎的主要病因是菌斑和牙石，全身其他疾患也可对牙周炎的发生发展形成一定的影响。牙周炎主要发生在成人群体，一旦发病，病情迅速恶化，治疗不及时常会导致牙齿过早松动脱落。

牙周炎

二生止痛汤

疏风清热，消肿止痛。

- 方歌：三生止痛生地黄，刺蒺碎补生石膏，黄柏防风生甘草，再加一味白菊花。
- 组成：生地黄12克，生石膏、生甘草各15克，骨碎补、刺蒺藜、川黄柏、北防风、白菊花各10克。
- 用法：水煎服，每日1剂，日服2次。
- 方解：方用生地黄、骨碎补滋阴益肾，凉血行血；生石膏、生甘草、白菊花清热泻火；黄柏清热燥湿；防风、刺蒺藜祛风止痛。合而用之，共奏疏风清热，消肿止痛之功。
- 主治：牙周炎。
- 加减：若年老体弱偏阴虚者，去生石膏，加入熟地黄12克，枸杞子12克；伴牙龈肿痛或牙周脓肿者，加金银花15克，连翘10克，白芷10克，升麻5克；寒火夹杂者，加细辛1克，荆芥10克；便结者，加郁李仁10克，火麻仁10克；若牙痛剧烈偏热重者，加用川黄柏片含于患处，偏阴虚者可用熟地黄片含于患处。
- 附记：屡用屡验，疗效满意。据报道，21例患者，其中20例治愈或显效。尤其对于急性期患者，疗效更为理想。同时，本方对于牙周脓肿、牙龈炎也有较好的疗效。

【方源】
《治验百病良方》
（王怀民方）

111

解毒汤

清热解毒。

【方源】

《治验百病良方》

- 🎵 方歌：解毒汤内用银花，黄柏知母共升麻，公英丹皮生甘草，再加茯苓净连翘。
- 📋 组成：金银花、川黄柏、知母、蒲公英各15克，牡丹皮、升麻、茯苓、连翘各10克，生甘草8克。
- 🍵 用法：水煎服，每日1剂，日服3次。
- 📖 方解：方用金银花、连翘、蒲公英清热解毒；黄柏、知母清热养阴；牡丹皮、升麻凉血解毒，且升麻善载药上行，直达病所；茯苓渗湿健脾，交通心肾；甘草解毒，调和诸药。诸药合用，共奏清热解毒之功。
- 📄 主治：急性牙周炎。
- ▶▶ 附记：据报道，用本方治疗急性牙周炎38例，均获治愈。

复方竹叶汤

清心火，泄胃热，凉血解毒。

【方源】

《治验百病良方》

- 🎵 方歌：复方竹叶用黄连，生地丹皮生大黄，连翘升麻天花粉，再加当归生石膏。
- 📋 组成：黄连、竹叶各6克，生地黄、连翘各12克，牡丹皮、升麻、当归、大黄各10克，生石膏30克（先煎），天花粉15克。
- 🍵 用法：水煎服，每日1剂，日服2次。
- 📖 方解：方用黄连、竹叶、连翘清心降火；生地黄、牡丹皮、大黄凉血清热，且大黄还有通腑泄热之功；生石膏清阳明胃热；升麻祛风解毒，能载药上行；天花粉养阴生津，以免热盛伤阴之弊。合而用之，共奏清心火、泄胃热、凉血解毒之功。
- 📄 主治：急性牙周炎。
- ▶▶ 附记：据报道，用本方治疗急性牙周炎57例，均获良效，一般服药5～7剂即愈。

牙痛为牙齿疾病的常见症状，也是许多疾病的一种表现。中医根据病因，将牙痛分为3类：①风热牙痛，以牙龈红肿、受热痛增或见发热恶寒为主症。②胃火牙痛，以疼痛剧烈，牙龈红肿或渗脓以及头痛、口臭、便秘为主症。③虚火牙痛，以牙龈微红肿及隐痛、齿动及腰酸头晕等为主症。无论何种牙痛，都应及时找出原因，进行针对性治疗。

牙痛

止痛。

二乌止痛酊

👆 **方歌**：二乌止痛用细辛，白芷荜茇公丁香，萹蓄冰片薄荷脑，桂皮酊加酒精浸。

🥄 **组成**：制草乌、制川乌、细辛、白芷各100克，公丁香、荜茇、萹蓄各120克，冰片、薄荷脑各30克，桂皮酊250毫升，90%乙醇2000毫升。

👌 **用法**：将上药混合后置于乙醇中浸泡30天，每天摇晃瓶2～3次，每次1～2分钟，1个月取出药液备用。用时，取棉签蘸药酊置于牙痛处，用牙齿咬紧棉签，6～10分钟即可取出，每日2～3次。

📋 **方解**：方用制川乌、草乌、细辛、公丁香、荜茇、白芷祛风除湿，温经止痛；冰片、薄荷脑芳香通窍，消炎止痛；桂皮、乙醇温通止痛。合而用之，共奏止痛之功。又因外用，药达病所，酒助药势，故奏效颇捷。

📖 **主治**：牙痛。

⏩ **附记**：屡用效佳，一般用药1～2次即可止痛。

【方源】
《治验百病良方》

石膏汤

清热凉血，祛风止痛。

【方源】
《治验百病
良方》

- 方歌：石膏汤内用黄芩，细辛连翘共青皮，银花升麻生甘草，生地大黄丹薄荷。
- 组成：生石膏60～120克（研面布包，先煎30分钟），黄芩、连翘各15克，细辛、青皮、升麻、甘草各6克，生地黄30克，金银花30克，大黄（酒制）3克，薄荷9克，牡丹皮12克。
- 用法：水煎服（先煎石膏，再入群药同煎3～5分钟），每日1剂，煎后即取汤药乘热口服，次晨再将剩余药渣煎服。
- 方解：方用生石膏、黄芩清泻阳明之胃热；金银花、连翘清热解毒；生地黄、牡丹皮凉血清热；升麻祛风解毒，载药上行；细辛、薄荷祛风止痛；青皮疏畅气机；甘草调和诸药。诸药合用，共奏清热凉血、祛风止痛之功。
- 主治：各种牙痛。
- 附记：临床屡用，疗效满意。

阴虚牙痛方

补肾益阴。

【方源】
李文亮
《千家妙
方·下》
（卢学理方）

- 方歌：阴虚牙痛生熟地黄，元参双花骨碎补，再加一味北细辛，补肾益阴止痛神。
- 组成：生地黄24～30克，熟地黄24～30克，元参15克，骨碎补9克，金银花（双花）15克，细辛3克。
- 用法：水煎服，每日1剂，日服2剂。
- 方解：方用生地黄、熟地黄、元参、骨碎补补肾益阴，金银花、细辛清热止痛。合而用之，共奏补肾益阴、清热止痛之功。
- 主治：牙痛。
- 附记：据报道，无论何种牙痛，只要所痛之牙局部红肿不甚，无明显炎症现象者，投用此方，屡屡收效，一般2～4剂可获完全治愈。

第五章
DI WU ZHANG

妇科疾病特效处方

月经先期

月经周期提前1～2周者，称为"月经先期"，亦称"经期超前"或"经早"。常与月经过多并见，严重者可发展成崩漏，应及时治疗。中医认为经水出于肾，故调理月经的根本在于补肾。通过调理使得肾气充足，精血旺盛，则月经自然通调，补肾法以填补精血为主。脾的功效是化生血液，补脾胃可以充足身体的血源，扶脾法以健脾升阳为主。而疏肝理气的目的则在于调畅气机，疏通气血，如果气血调和，则月经通调，疏肝法须掌握郁结之主症。

荆芥四物汤

清热止血，养血调经。

【方源】
清代
《医宗金鉴》

- 方歌：荆芩四物用生地黄，当归川芎白芍随，再加荆芥与黄芩，养血清热止血良。
- 组成：生地黄15克，当归、白芍、荆芥、黄芩各9克，川芎6克。
- 用法：水煎服，每日1剂，日服2次。
- 方解：方用四物汤养血调经，配以荆芥祛风，黄芩清热，合生地黄清热凉血止血。合而用之，共奏清热止血、养血调经之功。
- 主治：月经先期、色鲜红、量多，舌红、苔黄，脉滑数。
- 加减：若见血热，加黄连、犀牛角（可水牛角代）、紫草、牡丹皮；风热，加桑叶、钩藤、白蒺藜；虚热，加麦冬、玄参、阿胶；出血量多，加墨旱莲、地榆、茜草、三七、血余炭；血瘀，加大黄、蒲黄、赤芍、桃仁、红花。
- 附记：凡虚寒证者慎用本方。

- 方歌：固阴煎是景岳方，山药山萸参草商；菟丝熟地远志味，补肾益气服后康。
- 组成：人参适量，熟地黄9~15克，山药(炒)6克，山茱萸4.5克，远志(炒)2克，炙甘草3~6克，五味子14粒，菟丝子(炒香)6~9克。
- 用法：水煎服。
- 方解：方中菟丝子补肾而益精气；熟地黄、山茱萸滋肾益精；人参、山药、炙甘草健脾益气，补后天养先天以固命门；五味子、远志交通心肾，使心气下通，以加强肾气固摄之力，全方共奏补肾益气，固冲调经之效。
- 主治：肾气虚证。症见经期提前、量少、色淡黯、质清稀，腰酸腿软，头晕耳鸣，小便频数，面色晦暗或有黯斑，舌淡黯、苔薄白，脉沉细。
- 加减：若腰痛甚者，酌加续断、杜仲补肾而止腰痛；夜尿频数者，酌加益智仁、金樱子固肾缩小便。

固阴煎

补肾益气，固冲调经。

【方源】

明代张介宾《景岳全书》

- 方歌：两地汤方地骨皮，胶芍冬地及玄参，月经先期因虚热，清经凉血复滋阴。
- 组成：生地黄(酒炒)、玄参各30克，白芍(酒炒)、麦冬各15克，地骨皮、阿胶各9克。
- 用法：水煎服，药煎好后，阿胶入药汁中烊化。
- 方解：方中地骨皮、玄参、麦冬养阴清热，生地黄滋阴清热凉血，白芍和血敛阴，阿胶滋阴止血。全方共奏滋阴清热、凉血调经之效。
- 主治：阴虚血热证。症见经期提前、量少、色红质稠，颧赤唇红，手足心热，咽干口燥，舌红、苔少，脉细数。
- 加减：若月经量少者，酌加山药、枸杞子、何首乌滋肾以生精血；手足心热甚者，酌加白薇、生龟甲育阴潜阳以清虚热。

两地汤

滋阴清热。

【方源】

清代傅山《傅青主女科》

117

清经散

清热降火，凉血调经。

【方源】
清代傅山
《傅青主女科》

🔸 方歌：清经散中牡丹皮，青蒿白芍与地骨，茯苓黄柏熟地黄，清热凉血疗效殊。

🔸 组成：地骨皮15克，牡丹皮、白芍（酒炒）、熟地黄（九蒸）各9克，青蒿、茯苓各6克，黄柏（盐水浸炒）1.5克。

🔸 用法：水煎服。

🔸 方解：方中黄柏、青蒿、牡丹皮清热降火凉血，熟地黄、地骨皮清血热而生水，白芍养血敛阴，茯苓行水泄热。全方清热降火，凉血养阴，使热去则阴不伤，血安而经自调。

🔸 主治：阳盛血热证。症见经期提前、量多、色紫红、质稠，心胸烦闷，渴喜冷饮，大便燥结，小便短赤，面色红赤，舌红、苔黄，脉滑数。

🔸 加减：若月经过多者，去茯苓，酌加地榆、茜草根以凉血止血；若经行腹痛，经血夹瘀块者，酌加炒蒲黄、三七以化瘀止血。

🔸 附记：若属气血虚弱不能摄血所致的月经先期等，不宜应用。

先期汤

凉血固经。

【方源】
明代王肯堂
《证治准绳》

🔸 方歌：先期汤中生地归，白芍黄柏知母随，黄芩黄连川芎配，艾叶甘附阿胶烊。

🔸 组成：生地黄、当归、白芍药各6克，黄柏、知母、黄芩、黄连、川芎、阿胶（烊冲）各3克，艾叶、香附、炙甘草各2克。

🔸 用法：水煎服，每日1剂，日服2次。

🔸 方解：阴虚血热，月经先期。方用胶艾四物汤养血止血，配以知母、黄柏、黄芩、黄连清热泻火，香附理气解郁，炙甘草益气和中，既可防苦寒伤阴之弊，又可调和诸药。诸药合用，共奏凉血固经之功。

🔸 主治：月经先期、色鲜量多，或经行血多如崩、经水色紫而稠。

🔸 加减：若见经量多，加仙鹤草、生侧柏、生地黄榆；阴血不足，加女贞子、墨旱莲。

🔸 附记：凡阳虚寒盛、舌淡、苔白者，忌用。

月经周期延后7天以上，甚至3～5个月，连续两个周期以上，称为月经后期。青春期月经初潮后一年内，或围绝经期，周期有时延后，周期时有延后，而无其他证候者，不做病论。若每次延后三五天，或偶然延后一次，下次仍如期来潮，均不做月经后期论。本病的病因有虚实之别。虚者多因肾虚、血虚、寒虚导致精血不足，冲任不充，血海不能按时溢满而经迟；实者多因血寒、气滞等导致血行不畅，冲任受阻，血海不能如期溢满，致使月经后期而来。治疗须辨明虚实，虚证治以温经养血，实证治以活血行滞。

月经后期

温经汤

温经补虚，化瘀止痛。

【方源】
汉代张仲景
《金匮要略》

- **方歌**：温经归芎桂萸芍，姜夏丹皮及麦冬，参草扶脾胶益血，调经重在暖胞宫。

- **组成**：当归、川芎、肉桂、莪术（醋炒）、白芍、牡丹皮各6克，人参、牛膝、甘草各9克。

- **用法**：水煎服。

- **方解**：方中肉桂温经散寒，通脉调经；当归、川芎养血活血调经；人参甘温补气，且肉桂通阳散寒；莪术、牡丹皮、牛膝活血祛瘀，助当归、川芎通行血滞；白芍、甘草缓急止痛。全方共奏温经散寒、活血调经之效。

- **主治**：实寒经迟。症见经期错后、量少、经色紫黯有块，小腹冷痛拒按，得热痛减，畏寒肢冷，舌黯、苔白，脉沉紧或沉迟。

- **加减**：若经行腹痛者，加小茴香、香附、延胡索以散寒滞止痛；月经过少者，酌加丹参、益母草、鸡血藤养血活血调经。

方歌：景岳全书大营煎，当归熟地桂草添；杜仲牛膝枸杞子，扶阳散寒有效验。

组成：当归6～15克，熟地黄9～21克，杜仲、枸杞子各6克，肉桂、炙甘草各3～6克，牛膝4.5克。

用法：用水400毫升，煎至280毫升，空腹时温服。

方解：方中肉桂温经扶阳，通行血脉；熟地黄、当归、枸杞子、杜仲补肾填精养血；牛膝活血通经，引血下行。全方共奏温经扶阳、养血调经之效。

主治：虚寒经迟。症见经期错后、量少、色淡质稀，小腹隐痛，喜热喜按，腰酸无力，小便清长，面色㿠白，舌淡、苔白，脉沉迟无力。

加减：若经行小腹痛者，酌加巴戟天、小茴香、香附；虚甚者，加人参。

方歌：乌药汤善调气滞，当归香附木香归，甘草调和调诸药，经后量少此方宜。

组成：乌药8克，香附6克，当归3克，木香、炙甘草各2克。

用法：水煎服。

方解：方中乌药理气行滞，香附理气调经，木香行气止痛，当归活血行滞调经，甘草调和诸药。全方共奏行气活血调经之效。

主治：气滞型经迟。症见经期错后、量少、经色黯红或有血块，小腹胀痛，精神抑郁，胸闷不舒，舌象正常，脉弦。

加减：若小腹胀痛甚者，酌加莪术、延胡索；乳房胀痛明显者，酌加柴胡、川楝子、王不留行；月经过少者，酌加鸡血藤、川芎、丹参。

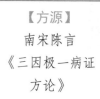

人参养荣汤

益气补血，养心安神。

- 🖐 **方歌：** 四君四物八珍汤，气血双补是名方；再加黄芪与肉桂，十全大补效无双；若加陈志五味子，去芎辛窜养荣良。
- 🥄 **组成：** 白芍 90 克，黄芪、当归、肉桂、炙甘草、陈皮、白术、人参各 30 克，炒远志 15 克，熟地黄 9 克，五味子、茯苓各 4 克。
- 😊 **用法：** 上剉为散，每服 12 克，用水一盏半，加生姜 3 片，大枣 2 枚，煎至七分，去滓，空腹服。
- 🤚 **方解：** 方中熟地黄、当归、白芍，养血之品；人参、黄芪、茯苓、白术、甘草、陈皮，补气之品，血不足而补其气，此阳生则阴长之义；且人参、黄芪、五味子，所以补肺；甘草、陈皮、茯苓、白术，所以健脾；当归、白芍所以养肝，熟地黄所以滋肾，远志能通肾气上达于心，桂心能导诸药入营生血。五脏交养互益，故能统治诸病，而其要则归于养荣也。
- 📋 **主治：** 血虚型经迟。症见经期错后、量少、色淡质稀，小腹空痛，头晕眼花，心悸失眠，皮肤不润，面色苍白或萎黄，舌淡、苔薄，脉细无力。
- ➕ **加减：** 若月经过少者，去五味子，酌加丹参、鸡血藤；若经行小腹隐隐作痛者，重用白芍，酌加阿胶、香附。

【方源】
南宋陈言
《三因极一病证方论》

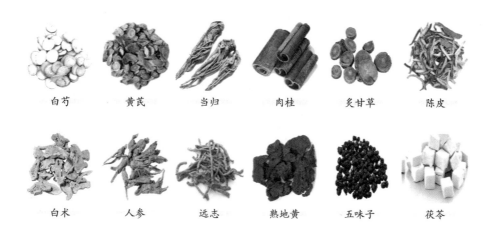

| 白芍 | 黄芪 | 当归 | 肉桂 | 炙甘草 | 陈皮 |
| 白术 | 人参 | 远志 | 熟地黄 | 五味子 | 茯苓 |

经乱

青春期妇女，月经来后淋漓不断，或干净后又数月不行，或十天半月一行，经量或多或少，经期或短或长，没有一定规律者，称为"经乱"，又称"月经先后无定期""经水先后无定期""月经愆期"。月经以时而下的基础是肾气盛，气血足。青春期出现经乱，多与肾气不足，脾气虚弱有关。治疗以调理冲任气血为原则，或疏肝解郁，或调补脾肾，随证治之。

定经汤

疏肝补肾，养血调经。

【方源】
清代傅山
《傅青主女科》

- **方歌：** 定经汤用归地芍，菟丝茯苓及山药，柴胡芥穗疏肝气，月经无定服之好。
- **组成：** 菟丝子（酒炒）、白芍（酒炒）、当归（酒洗）各30克，熟地黄（九蒸）、山药各15克，茯苓9克，芥穗（炒黑）6克，柴胡1.5克。
- **用法：** 水煎服。
- **方解：** 方中柴胡、炒荆芥疏肝解郁，当归、白芍养血柔肝，熟地黄、菟丝子补肾而益精血，山药、茯苓健脾生血。全方疏肝肾之郁气，补肝肾之精血，肝气舒而肾精旺，气血疏泄有度，血海蓄溢正常，月经自无先后不调之虞。
- **主治：** 肝郁肾虚者。症见月经先后无定期，经量或多或少，平时腰痛膝酸，经前乳房胀痛，心烦易怒，舌黯红、苔白，脉弦细。

- 方歌：益母胜金用当归，熟地川芎与白芍，丹参术附茺蔚子，活血调经用时多。
- 组成：益母草、熟地黄各12克，茺蔚子、当归、白芍、丹参、白术、香附各9克，川芎6克。
- 用法：水煎服，每日1剂，日服2次。
- 方解：方用四物汤养血活血；益母草、茺蔚子、丹参活血调经；配以香附疏肝理气，调经止痛；白术健脾益气。诸药合用，共奏活血调经之功。
- 主治：月经不调或前或后、经行不畅、闭经、小腹隐痛、胸胁胀痛。
- 加减：若见血热者，加牡丹皮、生地黄；血寒者，加厚朴、肉桂；潮热盗汗心烦者，加女贞子、墨旱莲、何首乌、地骨皮；脾运不健、食少便溏者，加白术、白扁豆、砂仁；心悸不寐者，加远志、五味子等。

【方源】
清代程国彭
《医学心悟》

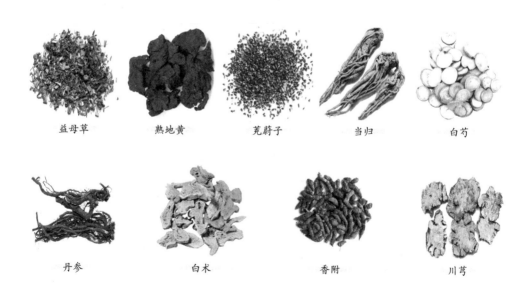

益母草　　熟地黄　　茺蔚子　　当归　　白芍

丹参　　白术　　香附　　川芎

月经过少

月经周期正常，经量明显少于既往，经期不足2天，甚或点滴即净者，称"月经过少"，亦称"经水涩少，经量过少"。主要病机为精亏血少，冲任气血不足，或寒凝瘀阻，冲任气血不畅，血海满溢不多而致。治疗须分辨虚实，虚证者重在补肾益精，或补血益气以滋经血之源；实证者重在温经行滞，或祛瘀行血以通调冲任。

当归地黄饮

补肾益精，养血调经。

【方源】
明代张介宾
《景岳全书》

- 方歌：景岳当归地黄饮，山萸山药杜仲引；再加牛膝炙甘草，滋肾养血通经灵。
- 组成：当归6～9克，熟地黄9～15克，山药、杜仲各6克，牛膝4.5克，山茱萸3克，炙甘草2.4克。
- 用法：上药用水400毫升，煎取320毫升，空腹时服。
- 方解：方中熟地黄、山茱萸、当归补肾益精养血，当归、丹参养血活血调经，杜仲、牛膝补肾强腰膝，山药补脾资生化之源，甘草调和诸药。全方共奏补肾填精、养血调经之效。
- 主治：肾虚型月经过少。症见经来量少，不日即净，或点滴即止，血色淡黯，质稀，腰酸腿软，头晕耳鸣，小便频数，舌淡、苔薄，脉沉细。
- 加减：若形寒肢冷者，酌加肉桂、淫羊藿、人参；夜尿频数者，酌加益智仁、桑螵蛸。

- 方歌：滋血汤治经衰少，精血亏虚四物疗，参芪淮茯益生化，气充血足经自调。
- 组成：人参、白茯苓（去皮）、熟地黄、川芎、当归、白芍、干山药、黄芪各30克。
- 用法：上药共为粗末。每服15克，用水220毫升，煎至150毫升，去滓，温服。
- 方解：方中熟地黄、当归、白芍药、川芎补血调经；人参、黄芪、山药、茯苓补气健脾，益生化气血之源。合而用之，有滋血调经之效。
- 主治：血虚型月经过少。症见经来量少，不日即净，或点滴即止，经色淡红，质稀，头晕眼花，心悸失眠，皮肤不润，面色萎黄，舌淡，苔薄，脉细无力。
- 加减：若心悸失眠者，酌加炒枣仁、五味子；脾虚食少者，加鸡内金、砂仁。

滋血汤

益气养血，调理脾胃。

【方源】
明代王肯堂
《证治准绳》

- 方歌：景岳全书通瘀煎，活血顺气功效专，归尾红花山楂泽，乌青木附香字舍。
- 组成：当归尾9～15克，山楂、香附、红花（新者，炒黄）各6克，乌药3～6克，青皮4.5克，木香2.1克，泽泻4.5克。
- 用法：水煎，去滓，温服。
- 方解：方中当归尾、山楂、红花活血化瘀，香附理气解郁调经，乌药、青皮、木香行气止痛，泽泻利水以行滞。全方共奏活血化瘀、理气调经之效。
- 主治：血瘀型月经过少。症见经行涩少，色紫黑有块，小腹刺痛拒按，血块下后痛减，或胸胁胀痛，舌紫黯，或有瘀斑紫点，脉涩有力。
- 加减：若兼少腹冷痛，脉沉迟者，酌加肉桂、吴茱萸；若平时少腹疼痛，或伴低热不退，舌紫黯，苔黄而干，脉数者，酌加牡丹皮、栀子、泽兰。

通瘀煎

活血祛瘀，行气止痛。

【方源】
明代张介宾
《景岳全书》

痛经

凡在经期或经行前后，出现周期性小腹疼痛，或痛引腰骶，甚至剧痛晕厥者，称为"痛经"，亦称"经行腹痛"。中医认为此病多由气滞血瘀、寒湿凝滞、气血亏损等所致，其治疗大法以通调气血为主。

镇痛笑颜丹

温经散寒，活血止痛。

【方源】
杜怀棠
《中国当代名医验方大全》
（金梦贤方）

💬 **方歌**：镇痛笑颜丹如宝，灵脂延胡乳没药，当归香附蒲黄炭，木通大枣生甘草。

📋 **组成**：五灵脂炭200克，延胡索、蒲黄炭、没药、香附、当归各20克，木通10克，乳香、大枣各15克，甘草6克。

🥣 **用法**：上药共研细末，酒糊为丸，如梧桐子大。每次服10克或30～50粒，每日2次，白开水送下。经期腹痛绵绵者，可用黄酒或白开水送下，每日3次。

📖 **方解**：本方以蒲黄、五灵脂活血理气止疼，以调经水。二者均用炭者为存其用，缓其性，祛瘀而不伤正。重用五灵脂因其味甘无毒，气味俱厚，性专行血，故主女子血闭，味甘而温，能疗心腹冷气，并有通利血脉之功；当归、木通、甘草、大枣以养血通脉，温经散寒；木通利窍通脉；当归为血中之气药，通脉散逆；甘草和诸药，益中气；加乳香、没药、香附、延胡索温中理气，活血止疼。诸药配伍，功专温中理气，祛瘀散结，养血活血，调经止痛。

📝 **主治**：寒凝血瘀型痛经。症见行经前后少腹疼痛如绞、周身不适、寒热往来、四肢厥逆、呕吐不休、甚则昏厥。

方歌：益母丸中益母草，当归芍药与木香，活血调经兼止痛，月经病时用时多。

组成：益母草40克，当归5克，赤芍药、木香各10克。

用法：上药共研细末，制成丸剂，每粒4.5克，每服1丸，日服2次，温开水送服。

方解：方用益母草活血散瘀，配以当归、赤芍活血调经；木香理气止痛，助归芍以调经。合而用之，共奏活血调经、祛瘀止痛之功。

主治：经行腹痛或产后瘀滞腹痛、经色黯红夹有血块，舌暗红有瘀点，脉细。

益母丸

活血调经，祛瘀止痛。

【方源】
清代程国彭
《集验良方》

方歌：桃仁散中用蟅虫，桂心茯苓薏苡仁，大黄牛膝代赭石，活血通经止痛灵。

组成：桃仁50枚，土鳖虫20枚，桂心、茯苓各15克，牛膝、代赭石、薏苡仁各30克，大黄120克。

用法：上药共研细末。每服2克，日服3次，用温酒调下。也可改用饮片作汤剂水煎服，各药用量按常规剂量酌减。

方解：方用桃仁、土鳖虫、大黄破血祛瘀导滞；配以桂心温阳散寒；茯苓、薏苡仁利湿健脾；牛膝、代赭石导药下行，降逆通经。诸药协同，共奏活血化瘀、通经止痛之功。

主治：经来腹痛、量少有块，或癥瘕结块，或往来寒热，舌暗，脉细涩。

加减：若见寒证明显，去大黄，加重桂心剂量；虚证明显，去土鳖虫，加黄芪、当归；气滞，加香附、郁金、柴胡；疼痛剧烈，加没药、乳香、失笑散、全蝎、蜈蚣；肿块明显，加穿山甲、刘寄奴、象贝、鸡内金。

附记：凡体虚者慎用，孕妇忌用。

桃仁散

活血化瘀，通经止痛。

【方源】
唐代孙思邈
《千金要方》

妇科调经片

养血调经，疏肝止痛。

【方源】
现代
《上海药品标准》

- 方歌：妇科调经片当归，香附川芎二芍随，白术熟地甘红枣，理气止痛延胡索。

- 组成：香附 50 克，当归 18 克，川芎 2 克，白术 3 克，生白芍、赤芍、甘草各 1.5 克，延胡索 4 克，熟地黄 6 克，红枣 10 克。

- 用法：上药共研细末，制成片剂。每服 4 片，日服 3 次。

- 方解：方用熟地黄、白芍、赤芍、当归、川芎活血调经，配以香附、延胡索疏肝止痛，白术、红枣健脾和胃，甘草调和诸药。诸药协同，共奏活血调经、疏肝止痛之功。

- 主治：气滞血瘀型痛经。症见经行腹痛、经量少、经色黯黑有血块，舌暗红有瘀点。

调肝汤

补益肾水，平调肝气。

【方源】
清代傅山
《傅青主女科》

- 方歌：经后腹痛调肝汤，山药阿胶草萸当，白芍巴戟共七味，疏肝止痛效非常。

- 组成：山药（炒）15 克，阿胶（白面炒）、当归（酒洗）、白芍（酒炒）、山茱萸（蒸熟）各 9 克，巴戟天（盐水浸）、甘草各 3 克。

- 用法：水煎服，阿胶烊化。

- 方解：方中巴戟天、山茱萸补肾气，填肾精；当归、白芍、阿胶养血缓急止痛；山药、甘草补脾肾、生精血。全方共奏补肾填精养血、缓急止痛之功。

- 主治：痛经。症见经期或经后小腹隐隐作痛，喜按，月经量少，色淡质稀，头晕耳鸣，腰酸腿软，小便清长，面色晦暗，舌淡、苔薄，脉沉细。

- 加减：若经量少者，酌加鹿角胶、熟地黄、枸杞子；腰骶酸痛剧者，酌加桑寄生、杜仲、狗脊。

- 附记：《傅青主女科·调经·行经后少腹疼痛（二十二）》："此方平调肝气，既能转逆气，又善止郁疼。经后之症，以此方调理最佳。不特治经后腹疼之症也。"

妇女不在行经期间阴道突然大量出血，或淋漓下血不断者，称为"崩漏"，前者称为"崩中"，后者称为"漏下"。若经期延长达2周以上者，应属崩漏范畴，称为"经崩"或"经漏"。中医认为本病多由肾虚、脾虚、血热、血瘀、损伤、冲任不能制约经血而使其非时妄行。治疗既要重视止血之先，又要调养血止之后，切不可血止则盲目乐观，放弃治疗与调养。

崩漏

清热止血汤（一）

凉血祛瘀。

- **方歌**：清热止血生地黄，归炭白芍丹皮裹，槐花旱莲仙鹤草，蒲黄再配炭大黄。
- **组成**：鲜生地黄30克，当归炭、仙鹤草各12克，生白芍、牡丹皮、槐花、墨旱莲、炒蒲黄、大黄炭各9克。
- **用法**：水煎服，每日1剂，日服2次。
- **方解**：方用生地黄、牡丹皮、槐花、仙鹤草清热凉血；配以当归炭、炒蒲黄、大黄炭活血祛瘀，且大黄炭还有凉血止血之功；佐以白芍、墨旱莲养阴敛阴。合而用之，共奏凉血祛瘀之功。
- **主治**：崩漏。症见经血非时而下，出血量多，色鲜红有块，腹痛，舌红、苔黄，脉数。
- **加减**：若见血热甚，加黄连、黄柏、山栀；血瘀甚，加桃仁、红花、三七；气虚，加太子参、黄芪、白术；腹痛剧烈，加乳香、没药、五灵脂；有炎症，加红藤、败酱草、金银花、虎杖；有肿块，加夏枯草、牡蛎、鸡内金。
- **附记**：本方虚证慎用，孕妇忌用。

【方源】
现代
《妇产科学》

清热止血汤（二）

清热止血。

【方源】
现代
《名医名方录》
（王云铭方）

方歌：王氏清热止血汤，热因崩漏服之宜；两地芩丹阿胶共，甘草泻火故加之；地榆棕榈炒炭用，盖缘血见黑则止。

组成：生地黄、地榆、棕榈炭各30克，黄芩、牡丹皮、甘草各9克，地骨皮、阿胶（烊化另入）各15克。

用法：①先将药物用冷水适量浸泡1小时，浸透后煎煮。首煎武火（温度较高），煮沸后文火（温度较低），煎20～25分钟，二煎武火煎沸后文火煎15～20分钟，煎好后两煎混匀，总量以250～300毫升为宜，每日服1剂，每剂分2次服用，早饭前及晚饭后1小时温服1次。②每日1剂，连服5～10剂为1个疗程，待下次月经来潮时，原方如法再服1个疗程。

方解：方中生地黄、地骨皮清热养阴，使热去而不伤津；黄芩、地榆、牡丹皮清热凉血，阿胶补血止血，棕榈炭收敛止血。诸药配合，共奏清热养阴、凉血止血之功。

主治：崩漏之血热型。症见阴道骤然下血甚多，血色鲜红，烦热口渴，睡眠欠佳，面色潮红，腰酸，心慌气短，倦怠乏力，舌红、苔黄，脉象数大。

加减：如证见胸胁胀痛，心烦易怒，时欲叹息，脉弦数等证，则为肝经火炽。治宜平肝清热，佐以止血，宜用丹栀逍遥散去生姜，加益母草、炒蒲黄、血余炭，以止血、活血调经。

育阴汤

滋肾益阴，固冲止血。

【方源】
现代韩百灵
《百灵妇科》

方歌：熟地山药山茱萸，白芍阿胶炒地榆，龟甲牡蛎海螵蛸，续断寄生养阴齐。

组成：熟地黄、山药、续断、桑寄生、山茱萸、海螵蛸、龟甲、牡蛎、白芍、阿胶、炒地榆。

用法：水煎服。

方解：熟地黄、山茱萸、续断、桑寄生补肾益精；龟甲、牡蛎、海螵蛸育肾阴，固冲任，涩精止血；山药补脾阴；白芍敛肝阴；阿胶养血滋阴也能止血；地榆凉血止血。全方既滋肾益阴，又固冲止血。

主治：崩漏。症见经血非时而下、出血量少或多、淋漓不断、血色鲜红、质稠，头晕耳鸣，腰酸膝软，手足心热，颧赤唇红，舌红、苔少，脉细数。

加减归脾汤

- 方歌：王氏加减归脾汤，脾虚崩漏用之良；参术归芪阿胶草，远志枣仁陈皮裹；棕榈血余炒成炭，加水适量共煎尝；临床见症酌加味，补脾摄血功效彰。

- 组成：党参、炒枣仁、阿胶（可烊化，分2次服）各15克，黄芪、棕榈炭各30克，血余炭、白术、炒远志、陈皮、甘草各9克，当归6克。

- 用法：①先将药物用冷水适量浸泡1小时，浸透后煎煮。首煮武火（温度较高），煎沸后文火（温度较低），煎20～25分钟，二煎武火煎沸后文火煎15～20分钟。煎好后两煎混匀，总是以250～300毫升为宜，每日服1剂，每剂分2次服用。早饭前及晚饭后1小时各温服1次。②连服5～10剂为1个疗程，待至下次月经来潮时，原方如法再服1个疗程。

- 方解：方中党参、黄芪补气升阳健脾为主；白术、甘草甘温益气，助主药以资气血之源；当归、酸枣仁、阿胶、远志补血宁心亦当为辅臣；陈皮理气、燥湿两种功效以调理脾胃气机；棕榈炭、血余炭收敛止血以塞流。

- 主治：崩漏之脾虚型。症见阴道骤然下血或漏下不止、血色鲜红或浅淡，小腹胀痛，食少便溏，心慌气短，倦怠乏力，腰部酸痛，面色浮黄，舌淡、苔薄、脉细数等。

- 加减：临证时若遇血色红、口干脉数者，加地榆炭30克；血色暗有块，舌有瘀丝瘀斑，脉沉弦者，加三七粉6克（分二次冲服）；腹胀痛、两胁胀痛，舌质紫暗，脉弦者，加乌梅30克；头痛者，加荆芥炭9克；气短懒言，舌质淡，脉细弱者，减党参，加人参9克（另煎入）；下血量多不止者，加醋30克配水煎。

【方源】
现代
《名医名方录》
（王云铭方）

131

闭经

闭经是一种常见的妇科病，分为原发性闭经和继发性闭经两种。原发性闭经是指年满18岁以上，月经仍未来潮的症状，这种闭经以性腺发育不良多见，常与染色体异常有关。继发性闭经是指月经周期建立之后，因怀孕、哺乳等原因，又未到绝经期，月经突然停止而超过3个月以上仍未来潮的症状。中医认为，闭经分为虚实两类，虚证多与先天精气不足有关，加上后天有失补养所致。实证指气滞血瘀，经脉不畅，多受外邪或饮食失节所致。

十补丸

温肾助阳，养血调经。

【方源】
南宋严用和
《济生方》

- **方歌**：十补丸出济生方，肾阳虚损最为良，六味肉桂合五味，鹿茸附子壮元阳。

- **组成**：附子（炮，去皮、脐）、五味子各60克，山茱萸（取肉）、山药（剉，炒）、牡丹皮、鹿茸（去毛，酒蒸）、熟地黄（洗，酒蒸）、肉桂（去皮，不见火）、白茯苓（去皮）、泽泻各30克。

- **用法**：上为细末，炼蜜为丸，如梧桐子大。每服70丸，空腹时用盐酒或盐汤进下。

- **方解**：方中鹿茸、炮附子、肉桂温肾壮阳，填精养血；熟地黄、山茱萸补肾益精血，更助以山药资生化之源；少佐以泽泻、茯苓渗湿利水，牡丹皮清泄虚火，与温肾药配伍，使补而不滞，温而不燥；五味子助肉桂引火归原，纳气归肾。全方温肾助阳，滋养精血，肾气旺盛，任冲通盛，月事以时下。

- **主治**：肾阳虚证闭经。症见月经初潮来迟，或月经后期量少，渐至闭经，头晕耳鸣，腰痛如折，畏寒肢冷，小便清长，夜尿多，大便溏薄，面色晦暗，或目眶黯黑，舌淡、苔白，脉沉弱。

🖐 **方歌**：山药枸杞子炙甘草，当归熟地黄白芍齐，血虚经闭源头枯，血源血室两头补。

🌿 **组成**：当归6克、白芍（酒炒）、山药（炒）、枸杞子各6克，熟地黄6～9克，炙甘草3克。

🍵 **用法**：上药用水400毫升，煮取280毫升，空腹时温服。

🪶 **方解**：方中熟地黄、枸杞子、白芍填精养血，山药、炙甘草健脾以生血；当归补血活血调经。全方合用，养血为主，兼能活血通络。

📋 **主治**：血虚型闭经。症见月经停闭数月，头晕目花，心悸怔忡，少寐多梦，皮肤不润，面色萎黄，舌淡、苔少，脉细。

【方源】
明代张介宾
《景岳全书》

🖐 **方歌**：四物益母熟地黄，白芍川芎益母膏，补血调经祛瘀血，药少力专效称佳。

🌿 **组成**：熟地黄20克，白芍药、川芎各5克，益母草膏40克。

🍵 **用法**：上药制成丸剂。每服6克，日服2次。膏剂，每服15克，日服2次。

🪶 **方解**：方用熟地黄、白芍、川芎滋阴活血，补血调经；配以益母草活血调经。合而用之，共奏补血调经、祛瘀生新之功。药仅4味，其效不凡。

📋 **主治**：月经不调或经闭不行，或经行腹痛，经量少而色淡，产后恶露淋漓，小腹疼痛，舌淡、苔薄，脉细。

🔧 **加减**：改作汤剂，临床如见心悸、头晕、眠差等血虚明显者，加鸡血藤、大枣、酸枣仁；肾虚腰腿酸软，加菟丝子、川续断、桑寄生；经行胁痛乳胀、小腹胀痛者，加川楝子、柴胡、小茴香、乌药。

【方源】
现代
《全国中药成药处方集》

丹溪治湿痰方

豁痰除湿，活血通经。

【方源】
元代朱震亨
《丹溪心法》

- 方歌：丹溪治湿痰二术，半夏茯苓滑香附，川芎当归活气血，豁痰除湿一并除。
- 组成：苍术、白术、半夏、茯苓、滑石、香附、川芎、当归（原书未注明用量）。
- 用法：水煎服。
- 方解：方中苍术、半夏燥湿化痰，白术、茯苓健脾祛湿，滑石渗利水湿，当归、川芎、香附行气活血。痰湿去则冲任、血海自无阻隔，而获通经之效。
- 主治：痰湿阻滞型闭经。症见月经停闭数月，带下量多，色白质稠，形体肥胖，或面浮肢肿，神疲肢倦，头晕目眩，心悸气短，胸脘满闷，舌淡胖、苔白腻，脉滑。
- 加减：若胸脘满闷者，酌加瓜蒌、枳壳；肢体浮肿明显者，酌加益母草、泽泻、泽兰。

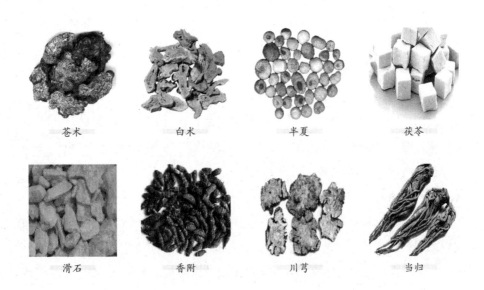

苍术　　　白术　　　半夏　　　茯苓

滑石　　　香附　　　川芎　　　当归

妇女自然绝经2年以上，又见阴道流血者，称"经断复来"，又称"老年经水复行"。本病有虚证、有实证，也有虚实夹杂之候，当以出血的量、色、质、气味及全身证候综合分析，同时参考各种检查结果，辨明证属良性或恶性。良性者当以固摄冲任为大法，或补虚，或攻邪，或扶正祛邪；恶性病变者应采用多种方法（包括手术、放疗、化疗）综合治疗，以提高疗效。

绝经后出血

益阴煎加味

清热凉血，固冲止血。

- 方歌：知柏龟甲生牡蛎，生地茜根配地榆，少佐砂仁醒脾养，清凉固冲止血宜。
- 组成：龟甲（醋炙）12克，生牡蛎、生地黄9克，知母、黄柏、茜根、地榆各6克，缩砂仁3克。
- 用法：上剉，水煎服。
- 方解：方中生地黄、茜根、地榆清热凉血止血；知母、黄柏滋阴清热泻火；龟甲、生牡蛎固冲止血；少佐砂仁养胃醒脾，行气宽中。全方清热凉血泻火，血无热迫，冲任自固，血无妄行之弊矣。
- 主治：血热型绝经后出血。症见自然绝经2年以上，经水复来、色深红、质稠、带下增多、色黄、有臭味，口苦口干，小便短赤，大便秘结，舌红、苔黄，脉弦滑。
- 加减：若带下量多者，酌加车前子、土茯苓、薏苡仁；出血量多或反复发作，气味腐臭者，酌加白花蛇舌草、七叶一枝花、半枝莲。

【方源】
清代吴谦
《医宗金鉴》

安老汤

益脾补肝，育阴止漏。

【方源】
清代傅山
《傅青主女科》

🎵 方歌：安老参术与黄芪，当归熟地山茱萸，阿胶芥穗木耳炭，香附甘草服之宜。

🌿 组成：人参、黄芪、熟地黄各30克，白术（土炒）、当归（酒洗）、山茱萸（蒸）各15克，阿胶（蛤粉炒）、黑芥穗、木耳炭、甘草各3克，香附（酒炒）1.5克。

✋ 用法：水煎服。

🏛 方解：方中人参、黄芪、白术补中益气，固摄止血；熟地黄、阿胶、当归养血止血；山茱萸收涩止血；香附理气，与补气养血药同用，使补而不滞；黑芥穗、木耳炭黑以制红，加强止血之力。全方以补气固冲摄血治本，养血止血治标，标本同治，故可收止血之功。

📋 主治：气虚型绝经后出血。症见自然绝经在2年以上，经水复来、血量较多、色淡质稀，小腹空坠，神疲乏力，气短懒言，面色㿠白，舌淡红、苔薄白，脉缓弱。

清血养阴汤

滋阴凉血，固冲止血。

【方源】
现代
《妇科临床手册》

🎵 方歌：丹皮生地白芍玄，黄柏女贞墨旱莲，虚热留恋经延期，清血养阴用立痊。

🌿 组成：生地黄、牡丹皮、白芍、玄参、黄柏、女贞子、墨旱莲（原书未注明用量）。

✋ 用法：水煎服。

🏛 方解：方中黄柏、牡丹皮清热凉血，生地黄、玄参、墨旱莲滋阴凉血止血，女贞子滋肾阴，白芍敛肝阴。全方共奏滋阴清热、凉血调经之效。

📋 主治：阴虚型绝经后出血。症见自然绝经2年以上，经水复来，量不多，色鲜红，五心烦热，两颧潮红，夜睡不宁，咽干口燥，阴中干涩或灼热疼痛，皮肤或外阴瘙痒，大便燥结，舌红、苔少，脉细数。

➕ 加减：若出血期间，酌加生龟甲、生龙骨、阿胶；皮肤、外阴瘙痒甚者，酌加白蒺藜、荆芥、何首乌；大便燥结者，酌加胡麻仁、柏子仁。

当归丸

活血补血，调经止痛。

- **方歌**：当归桂枝赤芍川，大黄桃仁牡丹皮，虻虫水蛭厚朴助，姜附细辛吴茱萸。
- **组成**：当归、芍药、吴茱萸、大黄、干姜、附子、细辛、牡丹皮、川芎、虻虫、水蛭、厚朴、桃仁、桂枝（原书未注明用量）。
- **用法**：口服，每次1丸，每日2次。
- **方解**：方中芍药宜用赤芍，桂当用桂枝。当归、赤芍、川芎、桂枝活血祛瘀，虻虫、水蛭祛瘀消积，大黄、牡丹皮、桃仁凉血祛瘀，吴茱萸、干姜、附子、细辛温经散瘀，厚朴行气以助散结之力。全方活血祛瘀，消积化癥，癥结散，冲任通，血循常道，不致妄行则血能自止。本方攻破力猛，体实而瘀血内结者方可用。
- **主治**：血瘀型绝经后出血。症见自然绝经2年以上，经水复来、血色紫黯有块、量多少不一，小腹疼痛拒按，或胞中有癥块，舌紫黯，脉弦涩或涩而有力。
- **加减**：若瘀积化热，症见手足心热，或低热不退，口干渴饮，尿赤便结，舌黯、苔黄而干，脉弦数者，去吴茱萸、干姜、附子、细辛、川芎，加三七、地榆、贯众；小腹疼痛剧者，加罂粟壳、延胡索；久病体虚，面色苍白，形体羸瘦，气短气促，饮食减少者，去虻虫、大黄，加黄芪、白术、太子参。

【方源】
宋代
《圣济总录》

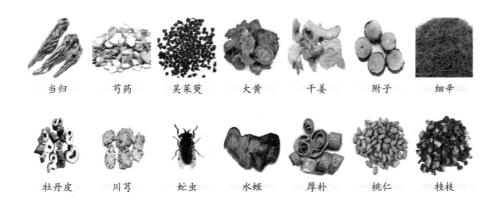

当归　　芍药　　吴茱萸　　大黄　　干姜　　附子　　细辛

牡丹皮　　川芎　　虻虫　　水蛭　　厚朴　　桃仁　　桂枝

滑胎

凡堕胎、小产连续发生3次以上者，称为"滑胎"，亦称"数堕胎"。主要病机是冲任损伤，胎元不固，或胚胎缺陷，不能成形，故而屡孕屡堕。常见分型有肾气亏损和气血两虚等。"虚则补之"是滑胎病症的主要施治原则，并应掌握"预防为主、防治结合"的原则。

补肾固胎散

补肾安胎。

【方源】
《刘奉五妇科经验》
（刘奉五方）

- 🖐 **方歌**：补肾固胎桑寄生，续断阿胶菟丝子，椿根白皮共同研，习惯流产属肾虚。

- 🗒 **组成**：桑寄生、川续断、阿胶块、菟丝子各45克，椿根白皮15克。

- 👄 **用法**：上药共研细末。每服9克，每月逢1、2、3日，11、12、13日，21、22、23日各服1次。

- 📖 **方解**：方中桑寄生、川续断滋补肝肾，益肾安胎；阿胶块凉血固涩而止血，又能养血而安胎；菟丝子辛甘平微温，既补肾阳又能益肾阴，温而不燥，补而不滞，上述四药均为补益之剂；另加椿根白皮是取其性寒能凉血固涩止血之效，出血时可以止血，未出血时可以预防出血。

- 📋 **主治**：肾虚型滑胎。症见妊娠期间腰部酸胀，小腹下坠，甚或有阴道下血，头晕耳鸣，两腿酸软，或有数次滑胎史，舌淡、苔白滑，尺脉沉弱。

- 🖐 **方歌**：保胎丸中用杜仲，续断山药合为功，补肾健脾滋化源，药物虽简疗效宏。

- 🈂 **组成**：杜仲（糯米煎汤浸透炒去丝）240克，续断（酒浸焙干）60克，山药180克。

- ☕ **用法**：方中杜仲、续断共研细末，另以山药末作糊，调药末为丸如梧桐子大。亦可将3味药共为散剂。每日空腹服6克，米汤送服。

- 🍶 **方解**：方中杜仲、续断有壮肾固胎作用；山药补脾以资化源，共达补肾保胎之功效。

- 📋 **主治**：肾气不足、胎元不固之频惯堕胎证。

补肾保胎。

保胎丸

【方源】

杜怀棠
《中国当代名医验方大全》
（张灿岬方）

- 🖐 **方歌**：所以载丸滑胎用，人参白术桑寄生，大枣杜仲白茯苓，胎气不安服之宁。

- 🈂 **组成**：白术500克，人参250克，桑寄生、茯苓各180克，川杜仲240克。

- ☕ **用法**：上药共为细末，以大枣（劈开）500克，用水熬汁为丸，每丸9克重。每服1丸，米汤冲服，日服2～3次。流产前1个月服药，连服3个月。

- 🍶 **方解**：方中用白术健脾，脾健而能载胎；茯苓、人参益气补中，气足脾运，则余脏受荫；桑寄生、杜仲滋补肝肾，益精安胎。本方补脾胃，强肝肾，以增强载胎之功能，自无滑胎之患矣。

- 📋 **主治**：脾虚肾弱，化源不足，而致胎失所养者。

益气健脾，补肾固胎。

新定所以载丸

【方源】

清代陈修园
《妇科要旨》

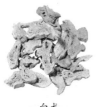
白术

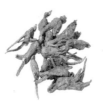
人参

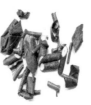
桑寄生

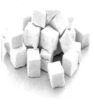
茯苓

杜仲

胎漏

妊娠期阴道少量出血，时下时止，或淋漓不断，而无腰酸腹痛者，称为"胎漏"，亦称"胞漏"或"漏胎"等。主要病机是冲任不固，不能摄血养胎。常见分型有肾虚、气虚、血热等。治疗以止血安胎为主，并根据不同的证型分别采用补肾、益气、清热等法。遣方用药时不宜过用滋腻、温燥、苦寒之品，以免影响气血的生化与运行，有碍胎儿发育。

当归散

养血安胎，清热调经。

【方源】
汉代张仲景
《金匮要略》

🌼 **方歌**：当归散益妇人妊，术芍芎归及于芩，安胎养血宜常服，产后胎前功效深。

🌿 **组成**：当归、黄芩、芍药、川芎各 500 克，白术 250 克。

💧 **用法**：上药共研细末。每服 1.5 克，日服 2 次，酒或温开水送下，也可用饮片作汤剂水煎服，各药用量按常规剂量酌减。

🏠 **方解**：本方专为安胎而设。方中当归、芍药、川芎都是养血和血的药物，有安养胎元的作用；白术、黄芩一能补脾除湿，一能清泻胃热，二者相合，可以防止湿热伤动胎元，且能使脾胃健运，促进运化饮食的精华来养胎，是安胎的要药。诸药相伍，有养血清热，去湿安胎之功效。对于妇人怀孕，血少有热，胎动不安以及曾经数次半产的，常服本方可以养血安胎，使临盆易产。若产后有病，本方也可治疗。

📋 **主治**：妊娠血虚有热，胎动不安，难产；或月经先期腹痛或产后虚弱，恶露不行，舌红，脉滑小数。

➕ **加减**：若见腰酸，加桑寄生、菟丝子；泛恶，加紫苏梗、砂仁；见红，去川芎，加阿胶、苎麻根。

▶▶ **附记**：临床应用本方，应随证加味，用治宫内胎儿生长迟缓，效果亦佳。

🔹 **方歌**：补肾养血寿胎丸，善治习惯性流产，水化阿胶后三味，菟丝寄生川续断。

🔹 **组成**：菟丝子125克，桑寄生、川续断、真阿胶各60克。

🔹 **用法**：先将前3味药共研细末，过100目筛，水化阿胶和丸。每次服6克，日服2次，温开水送下。

🔹 **方解**：方中菟丝子补肾益精，安胎；桑寄生滋补肝肾，养血安胎；川续断补肝脏，调血脉，止胎漏；真阿胶补血止血，养阴安胎。应用本方治疗滑胎，效果颇佳。

🔹 **主治**：妊娠期腰酸腿软，小腹下坠，头晕耳鸣，或阴道流血、势欲小产。

🔹 **加减**：先兆流产，加太子参、白芍各15克，山药10克，焦白术9克，炙甘草3克于汤剂中即可。丸剂：气虚者，加人参100克；大气下陷者，加生黄芪150克；食少者，加炒白术100克；凉者，加炒补骨脂100克；热者，加生地黄100克。

🔹 **附记**：本方对胎已动，甚至见红者，亦有较好安胎效果。

寿胎丸

补肾，养血，安胎。

【方源】
近代张锡纯
《医学衷中参西录》

🔹 **方歌**：泰山磐石参黄芪，当归白芍熟地黄，续断芩术正川芎，砂仁糯米炙甘草。

🔹 **组成**：人参、白术、熟地黄各10克，黄芪15克，当归、续断各8克，黄芩、白芍各6克，川芎、砂仁各3克，炙甘草、糯米各5克。

🔹 **用法**：水煎服，每日1剂，煎3次，早、中、晚空腹各服1次。

🔹 **方解**：方用人参、黄芪、白术益气健脾，配以当归、熟地黄、白芍、川芎养血安胎，续断补肾固胎，黄芩清热安胎，砂仁、炙甘草、糯米理气和胃。诸药合用，共奏益气健脾、养血安胎之功。

🔹 **主治**：妇女妊娠，气血两虚，胎动不安；或屡有流产，面色淡白，倦怠少食，舌质淡，脉滑无力或沉弱。

🔹 **加减**：若见血热，可加重黄芩剂量，并加生地黄、白茅根；肝肾阴虚，加黄精、女贞子；寒凝胞宫，加炮姜、附子等。

🔹 **附记**：习惯性流产者，宜从妊娠起，每周服1~2剂,连服3~4个月。

泰山磐石饮

益气健脾，养血安胎。

【方源】
明代张介宾
《景岳全书》

妊娠呕吐

约有半数以上妇女在怀孕早期会出现早孕反应，包括头晕、疲乏、嗜睡、食欲不振、偏食、厌恶油腻、恶心、呕吐等。症状的严重程度和持续时间因人而异，多数在孕6周前后出现，8～10周达到高峰，孕12周左右自行消失。少数孕妇早孕反应严重，频繁恶心呕吐，不能进食，以致发生体液失衡及新陈代谢障碍，甚至危及孕妇生命。本病的主要病机是冲气上逆，胃失和降。常见分型有胃虚、肝热、痰滞等。治疗以调气和中、降逆止呕为主，并应注意饮食和情志的调节，用药宜忌升散之品。

加味温胆汤

清胃生津，降逆止呕。

【方源】
清代吴谦
《医宗金鉴》

- 🎵 **方歌**：热吐须用温胆汤，陈皮半夏茯苓良，麦冬枳实生甘草，竹茹黄连水煎尝。

- **组成**：陈皮、半夏（制）、茯苓、枳实、竹茹、黄芩各3克，甘草（炙）1.5克，黄连2.4克，麦冬6克。

- **用法**：上药剉碎。加生姜、大枣，水煎服。

- **方解**：方中黄芩、黄连、竹茹清肝热，除烦止呕；枳实、陈皮宽胸和胃，调气降逆；半夏、茯苓、生姜除湿化痰，降逆止呕；麦冬、芦根养阴清热，除烦止呕；甘草调和诸药。全方有清肝和胃、降逆止呕之效。

- **主治**：适用于肝热型。症见妊娠早期，呕吐酸水或苦水，胸胁满闷，嗳气叹息，头晕目眩，口苦咽干，渴喜冷饮，便秘溲赤，舌红，苔黄燥，脉弦滑数。

- **加减**：若呕甚伤津，五心烦热，舌红口干者，酌加石斛、玉竹、麦冬以养阴清热；便秘者，酌加胡麻仁润肠通便。

- 方歌: 竹茹汤是外台方, 茯苓半夏橘生姜; 呃逆胸闷用皆灵, 化痰除湿降逆良。
- 组成: 鲜竹茹、橘皮各9克, 白茯苓、生姜各12克, 半夏15克。
- 用法: 水煎服。
- 方解: 方中半夏、陈皮燥湿化痰, 降逆止呕; 竹茹除烦止呕; 茯苓、生姜健脾温胃, 渗湿止呕。诸药同用, 共收除湿化痰、降逆止呕之效。
- 主治: 适用于痰滞型。症见妊娠早期, 呕吐痰涎, 胸膈满闷, 不思饮食, 口中淡腻, 头晕目眩, 心悸气短, 舌淡胖、苔白腻, 脉滑。
- 加减: 若脾胃虚弱, 痰湿内盛者, 酌加苍术、白术健脾燥湿; 兼寒者, 症见呕吐清水, 形寒肢冷, 面色苍白, 宜加丁香、白豆蔻以温中化痰, 降逆止呕; 若挟热者, 症见呕吐黄水, 头晕心烦, 喜食酸冷, 酌加黄芩、知母、前胡, 或用芦根汤(芦根、竹茹、橘皮、麦冬、前胡)以祛痰浊, 清邪热。

青竹茹汤

燥湿化痰, 降逆止呕。

【方源】
唐代王焘
《外台秘要》

- 方歌: 紫苏饮中大腹皮, 人参川芎与陈皮, 当归芍药姜葱草, 行气安胎效堪奇。
- 组成: 紫苏茎叶30克, 大腹皮、人参、川芎、陈皮、白芍各15克, 当归9克, 炙甘草3克, 生姜3片, 葱白7寸。
- 用法: 水煎服, 每日1剂, 日服2次。
- 方解: 本方主要用于妊娠肝郁脾虚, 胎气不和, 胸腹胀满之症。方用紫苏理气安胎为主药, 佐以陈皮理气健脾, 大腹皮行气宽中, 人参、当归、白芍、炙甘草补养气血, 川芎活血, 姜葱和胃。合而用之, 使气机畅行, 肝脾调和, 则胎气自安。
- 主治: 妊娠期胎气上逆, 胸腹胀满, 甚则疼痛, 呼吸喘促, 烦躁不安, 神疲纳呆, 苔白, 脉弦。
- 加减: 若胎位不正, 加桑寄生、川续断、菟丝子等。

紫苏饮

行气安胎。

【方源】
宋代许叔微
《普济本事方》

【方源】

龚志贤
《龚志贤临
床经验集》

- **方歌：** 和胃饮中南沙参，茯苓法夏炒白术，干姜陈皮黄芩入，黄连姜草伏龙肝。

- **组成：** 南沙参15克，炒白术、茯苓、陈皮各12克，法半夏、生姜各10克，干姜、黄芩各6克，黄连、甘草各3克，伏龙肝60克（水浸溃后取清水煎药）。

- **用法：** 水煎服，每日1剂，日服2次。

- **方解：** 此方即六君子汤加味而成。方中南沙参、白术、茯苓、甘草为四君子汤，健脾养胃，甘温益气；茯苓、陈皮、半夏、甘草、生姜为二陈汤，燥湿化痰，理气和中；加黄芩、黄连以清肝热；干姜以温运中阳；伏龙肝以土补土，暖脾胃。合而用之，共奏健脾和胃、镇逆止呕之功。

- **主治：** 妊娠呕吐。

- **加减：** 呕吐甚者，加竹茹10克，广藿香10克，黄连可用至6克；如平素体弱，食欲不振者，去南沙参，加党参12克，黄连减为1.5克。

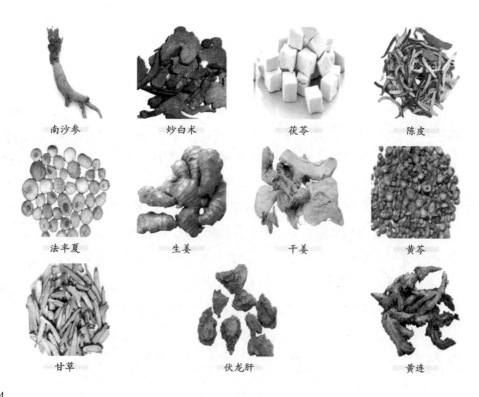

南沙参	炒白术	茯苓	陈皮
法半夏	生姜	干姜	黄芩
甘草	伏龙肝	黄连	

妊娠期间，出现以小腹疼痛为主的病症，称为"妊娠腹痛"，亦称"胞阻"。发病机理主要是胞脉阻滞、气血运行不畅。不通则痛为实，不荣而痛为虚。常见分型有血虚、虚寒、气郁等。本病治法以调理气血为主，使胞脉气血畅通，则其痛自止。

胶艾汤

养血止血，调经安胎。

- 📖 **方歌**：胶艾汤中当归芍，生地川芎生甘草，固冲安胎崩漏止，补血养血月经调。

- 🧪 **组成**：川芎、甘草各6克，阿胶、艾叶、当归各9克，白芍12克，干地黄15克。

- 🥣 **用法**：水煎取汁，阿胶烊化，温服。

- 📋 **方解**：方中艾叶暖宫止痛，当归、川芎养血行滞，白芍、甘草缓急止痛，阿胶、干地黄养血安胎。全方共奏暖宫止痛、养血安胎之效。

- 📑 **主治**：适用于虚寒型。症见妊娠小腹冷痛，喜温喜按，形寒肢冷，倦怠无力，面色㿠白，舌淡、苔白，脉细滑。

- ➕ **加减**：若肾阳虚衰，兼腰痛者，酌加杜仲、巴戟天、补骨脂以温肾助阳，使阴寒消散，气血流畅，则腹痛可止。

【方源】
汉代张仲景
《金匮要略》

| 川芎 | 甘草 | 阿胶 | 艾叶 | 当归 | 白芍 | 干地黄 |

桂枝茯苓丸

养血活血，补肾安胎。

【方源】
汉代张仲景
《金匮要略》

🎵 **方歌：** 症痼未除恐害胎，胎安症去悟新裁，桂苓丹芍桃同等，气血阴阳本未该。

💊 **组成：** 桂枝、茯苓、牡丹皮、桃仁（去皮尖）、芍药各等分（各6克）。

🥄 **用法：** 炼蜜和丸，如兔屎大，每日食前服一丸（3克），不愈，加至三丸。

📋 **方解：** 方中桂枝辛甘而温，温通血脉，以行瘀滞，为君药。桃仁味苦甘平，活血祛瘀，助君药以化瘀消症，用之为臣；牡丹皮、芍药味苦而微寒，既可活血以散瘀，又能凉血以清退瘀久所化之热，芍药亦能缓急止痛；茯苓甘淡平，渗湿祛痰，以助消症之功，健脾益胃，扶助正气，均为佐药。丸以白蜜，甘缓而润，以缓诸药破泄之力，是以为使。诸药合用，共奏活血化瘀，缓消癥块之功，使瘀化癥消，诸症皆愈。

📖 **主治：** 妊娠期小腹疼痛，痛处不移，拒按，或宿有癥瘕，舌质黯或有瘀点、瘀斑，脉弦滑。

⏩ **附记：** 妊娠腹痛是孕期常见病，若不伴有下血症状，一般预后良好。若痛久不止，病势日进，也可损伤胎元，甚则发展为堕胎、小产。

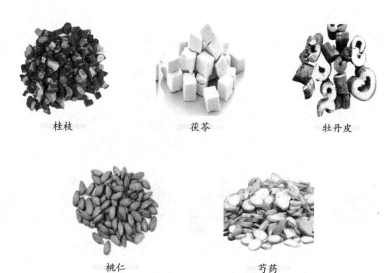

桂枝   茯苓   牡丹皮

桃仁   芍药

妊娠心烦

妊娠期间，烦闷不安，抑郁不乐，或烦躁易怒者，称为"妊娠心烦"，亦名"子烦"。主要病机是火热乘心，治疗法是清热以除烦。审因论治，则阴虚者宜养阴清热，痰热者宜涤痰清热，肝热者宜疏肝清热。凡助火生火、伤阴耗液之品皆当忌用。妊娠心烦虽属有热，但不宜苦寒直折其火，应酌情选用清热除烦、宁心安神之品。

养阴清热除烦。

人参麦冬散

- 📖 方歌：人参麦冬散知芩，生地竹茹草茯苓，清热养阴安心神，妊娠烦闷效验灵。

- 🌿 组成：人参、茯苓、黄芩、麦冬、知母、炙甘草、生地黄各12克，竹茹10克。

- 🥄 用法：水煎服。

- 🔬 方解：方中人参益气生津；麦冬养阴生津，清热除烦；生地黄滋肾益阴以济心火；知母泻肾火，而降心火，解热除烦；黄芩、竹茹清热除烦；茯苓、甘草安神调中。全方共奏养阴清热、宁心除烦之效。

- 📋 主治：适用于阴虚火旺型。症见妊娠心中烦闷，坐卧不宁，午后潮热，手足心热，口干咽燥，渴不多饮，小溲短黄，舌红、苔少或苔薄黄而干，脉细数而滑。

- ➕ 加减：若心惊胆怯者，酌加龙齿、石决明以安神定志；肝阳偏亢，症见头晕胀痛者，酌加钩藤、玄参、葛根以平肝息风。

【方源】
明代万全
《妇人秘科》

147

竹叶汤

清热生津，止渴除烦。

【方源】
明代王肯堂
《证治准绳》

- 方歌：竹叶汤能治子烦，参苓麦芩共水煎，有痰竹沥加少许，胆怯烦闷症自减。
- 组成：人参1.5克，麦冬4.5克，茯苓、黄芩各3克，淡竹叶10片。
- 用法：水煎服，每日1剂，日服2次。
- 方解：方中竹叶清心除烦，黄芩泻火安胎，茯苓宁心安神，麦冬生津止渴，人参补气扶正。合而用之，共奏清热生津、止渴除烦之功。子烦因心胆火旺所致者，宜用此方。
- 主治：妊娠五六个月心惊胆怯、虚烦而渴的子烦症。
- 加减：夹痰者，可加竹沥少许。
- 附记：若因痰热停蓄而致烦躁者，断非本方所宜。

竹沥汤

清热涤痰除烦。

【方源】
唐代孙思邈
《千金要方》

- 方歌：竹沥汤是千金方，竹沥黄芩麦苓防，清热涤痰除心悸，心肺平和退子烦。
- 组成：竹沥、麦冬、黄芩、茯苓、防风（原书未注明用量）。
- 用法：水煎服。
- 方解：方中竹沥清热涤痰以除烦；麦冬养阴润肺，清热除烦；茯苓健脾宁心；黄芩泻火除烦；佐防风祛风胜湿，全方有清热涤痰除烦之效。
- 主治：适用于痰火内蕴型。症见妊娠烦闷不安，甚则心悸胆怯，头晕目眩，胸脘满闷，恶心呕吐痰涎，苔黄而腻，脉滑数。
- 加减：痰黄稠者，去防风，酌加浙贝母、前胡、瓜蒌清热化痰；呕恶甚者，酌加半夏、枇杷叶、藿香和胃降逆止呕。

妊娠数月，腹部异常增大，隐隐作痛，阴道反复流血或下水泡如蛤蟆子者，称为"鬼胎"，亦称"伪胎"。中医认为，本病主要病机是素体虚弱，七情郁结，湿浊凝滞不散，精血虽凝而终不成形，遂为鬼胎。常见分型有气血虚弱、气滞血瘀、寒湿郁结、痰浊凝滞。治疗以下胎祛瘀为主，佐以调补气血，以善其后。

鬼胎

荡鬼汤

理气活血，祛瘀下胎。

- 方歌：荡鬼汤中当归参，大黄雷丸小桃仁，牛膝红花丹厚朴，再加枳壳力更雄。
- 组成：人参、当归、大黄各30克，雷丸、川牛膝、红花、牡丹皮9克，枳壳、厚朴各3克，小桃仁30粒。
- 用法：水煎服。
- 方解：方中雷丸祛秽消积，牛膝、红花、桃仁、牡丹皮活血破瘀，消积散结，枳壳、厚朴行气以助血运，与活血药皆为行善攻之品，大黄荡涤积滞，使浊阴下达，人参、当归补气血，使邪去而正不伤，若单用雷丸、大黄以迅下之，必有气脱血崩之忧，防患于未然。全方共奏行气活血、祛瘀下胎之效。
- 主治：气滞血瘀型鬼胎。症见孕期阴道不规则流血、量少不爽，或量多、血色紫黯有块，腹大异常，时有腹部胀痛，拒按，无胎动、胎心，胸胁胀满，烦躁易怒，舌紫黯或有瘀点，脉涩或沉弦。
- 加减：瘀滞重者，加三棱、莪术；积块较大难消者，加鳖甲、水蛭；疼痛较重者，加延胡索、香附、小茴香。
- 附记：气血虚弱之证，不能使用本方。

【方源】
清代傅山
《傅青主女科》

活血化瘀，攻逐祛邪。

- 🖐 **方歌**：荡邪散能祛邪气，当归桃仁与丹皮，雷丸甘草共五味，室女鬼胎服之宜。
- ⚗ **组成**：雷丸18克，桃仁60粒，当归、牡丹皮各30克，甘草12克。
- 🍵 **用法**：水煎服。
- 📖 **方解**：方中雷丸、桃仁味苦，祛瘀活血；当归味甘苦，性温，具有补血活血的功效，牡丹皮味苦性凉，凉血以清瘀久所化之热，两药相配伍使瘀破而不伤正；甘草味甘性平，归脾和胃经，益气和中，调和诸药。诸药合用，共奏益气化瘀、攻逐浊邪之效。
- 📋 **主治**：月经忽断，腹大如妊，面色乍赤乍白，六脉乍大乍小。人以为血结经闭，或精神恍惚而梦里求亲，或眼目昏花而对面相狎，或假托亲属而暗处贪欢。

【方源】
清代傅山
《傅青主女科》

益气健脾，温养扶正。

- 🖐 **方歌**：调正汤用补胃气，茯苓薏仁及陈皮，苍白二术能和胃，再加贝母善后宜。
- ⚗ **组成**：白术、苍术、薏苡仁各15克，茯苓9克，陈皮、贝母各3克。
- 🍵 **用法**：水煎服，连服4剂。
- 📖 **方解**：此方重用白术益气健脾，苍术健脾温阳，二术相配脾气得充，气实而血自生，脾阳得温，阳旺则阴气难犯。茯苓健脾渗湿，能宣脾气之困，陈皮辛行温通，善理气健脾，贝母开郁下气，散结消痈，薏苡仁淡渗甘补，健脾护胃。诸药合用，具有益气健脾、温阳扶正之功，故正气得充，鬼气必不再侵。
- 📋 **主治**：室女鬼胎。月经忽断，腹大如妊，面色乍赤乍白，六脉乍大乍小。

【方源】
清代傅山
《傅青主女科》

异位妊娠（宫外孕）

异位妊娠，俗称"宫外孕"，即受精卵在子宫体腔以外着床。异位妊娠是妇产科常见的急腹症之一，多与性传播疾病、盆腔炎史、输卵管手术史、剖宫产史、生育史、人流史、不孕症等因素有关，其中95％以上为输卵管妊娠。其辨证主要是少腹血瘀之实证，治疗始终以活血化瘀为主。

下瘀血汤

祛瘀活血，泻下通经。

- 🌿 **方歌**：下瘀血汤用大黄，更入桃仁与蟅虫，炼蜜为丸酒煎服，破血下瘀力专宏。
- **组成**：大黄90克，桃仁20克，土鳖虫（炒，去足）20枚。
- **用法**：上药研为细末，炼蜜和为4丸。用酒200毫升煎1丸，取150毫升，顿服。也可用饮片作汤剂水煎服，各药用量，按比例酌减。
- **方解**：方用桃仁、土鳖虫活血破瘀，配以大黄行瘀通便。药仅3味，力专效宏。
- **主治**：产妇瘀滞腹痛，或瘀血阻滞所致诸症者。
- **加减**：若见气虚，加党参、黄芪；血虚，加当归、阿胶；夹热，加山栀、牡丹皮；气滞，加枳实、青皮、香附；腹痛且有包块，加乳香、没药；腰酸，加川续断、桑寄生。
- **附记**：本方破血下瘀之力颇峻猛，须慎用；且应中病即止，不可攻伐太过，孕妇忌用。

【方源】
汉代张仲景
《金匮要略》

胞衣不下

胎儿娩出后，经过半小时胎盘不能自然娩出者，称为"胞衣不下"，亦称"息胞"。中医认为，引起本病的机理，虚者由于气虚不能传送，实者由于血瘀阻碍或寒凝血滞，以致胞衣不下。常见分型有气虚、血瘀、寒凝三型。虚证宜补气传送胞衣以摄血，实证宜化瘀温经，排出胞衣，并引血归经。

加参生化汤

补气养血，理气下胞。

【方源】
清代傅山
《傅青主女科》

- ☝ **方歌**：脉脱形脱症将绝，血崩血晕兼汗多。产后诸般危急症，加参生化最稳妥。气血虚脱生化汤，加入人参服之良。血块痛甚加肉桂，渴加麦味汗麻黄。血块不痛炙黄芪，神曲麦芽医食伤。若伤肉食加楂砂，随症加减效更彰。

- 🖐 **组成**：人参9克，川芎6克，当归15克，炙甘草、炮姜各1.2克，桃仁10粒，大枣适量。

- 🥄 **用法**：水煎服。

- 🍵 **方解**：方中人参、当归补气益血，炮姜、大枣、甘草补中健脾以资化源，川芎、桃仁活血祛瘀，使之补中有行，能生能化，待气血充足，血行畅通，胞衣自下，本方适用于气虚血少而兼瘀滞所致胞衣不下者。

- 📄 **主治**：胞衣不下气虚证。症见胎儿娩出半小时后，胞衣不能自行娩出，阴道流血量多色淡，小腹微胀，按之有块而不痛，面色苍白，头晕心悸，神疲气短，畏冷喜热，舌质淡、苔薄白，脉搏虚弱。

- ➕ **加减**：若心悸气短者，加黄芪、麦冬、五味子以益气养心；若血色紫黯，腹痛不喜揉按者，加牛膝、枳壳以增活血行滞之效。

✋ 方歌：送胞归芎黑芥穗，益母乳没麝香配，胞衣不下因血枯，补血化瘀立可坠。

💊 组成：当归(酒洗)60克，川芎15克，益母草、乳香(不去油)、没药(不去油)各30克，芥穗(炒黑)9克，麝香(研，另冲)0.15克。

👌 用法：水煎服。

📖 方解：胞衣不下，或气虚力弱，或瘀血阻滞胞宫，皆可导致。本方所治为瘀血阻滞，故用当归、乳香、没药、川芎等活血化瘀品治之。

📋 主治：正产胞衣不下。

⏩ 附记：《辨证录》：此方以当归、川芎补其气血，以荆芥引气血归经，用益母草、乳香等药逐瘀下胎。新血既长，旧血难存，气旺上升，瘀浊自然迅降无留滞之苦也。

送胞汤

补气生血，逐瘀下胞。

【方源】
清代傅山
《傅青主女科》

✋ 方歌：牛膝散用归芍桃，桂心玄胡丹皮要，再入木香行气滞，逐下胞衣效能高。

💊 组成：怀牛膝30克，当归、芍药、桃仁、桂心、延胡索、牡丹皮、木香各22.5克。

👌 用法：上为细末，每服15克，水煎服。

📖 方解：方用牛膝活血通脉，当归、芍药、桃仁、桂心、牡丹皮活血化瘀，木香行气止痛。全方合用，共奏活血化瘀、行气止痛之效。

📋 主治：瘀血内滞、胞衣不下者。

牛膝散

活血化瘀，逐下胞衣。

【方源】
明代武之望
《济阴纲目》

产后血崩

产妇分娩后，突然阴道大量出血者，称为"产后血崩"。主要病机有气虚血失统摄；瘀血留滞，新血不得归经；或产伤损伤脉络。治疗时除按虚实辨证施治外，危重者应予中西医结合治疗。

化瘀止崩汤

活血祛瘀，理血归经。

【方源】
现代
《中医妇科学》

🖐 方歌：妇科化瘀止崩汤，五灵脂加炒蒲黄，芎归益母三七笑，沙参养阴不伤正。

🧪 组成：炒蒲黄、五灵脂、益母草、南沙参、当归、川芎、三七粉（原书未注明用量）。

🥣 用法：水煎服。

🏺 方解：方中五灵脂、益母草活血祛瘀以止痛；当归、川芎养血活血；炒蒲黄、三七粉活血止血，理血归经；沙参益气养阴，使祛瘀而不伤正。全方共奏活血祛瘀、理血归经之效。

🗒 主治：适用于血瘀型产后出血。新产后突然阴道大量下血，夹有血块，小腹疼痛拒按，血块下后腹痛减轻，舌淡黯或有瘀点，脉沉涩。

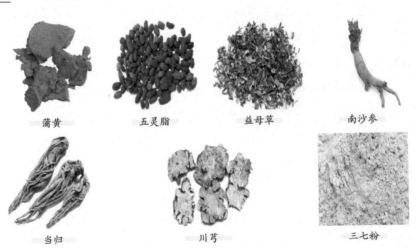

蒲黄　　　　　　五灵脂　　　　　　益母草　　　　　　南沙参

当归　　　　　　　　川芎　　　　　　　三七粉

方歌：芎归熟地参苓草，龙牡续断五味交，地榆艾叶炒止血，生肌固经止崩效。

组成：煅牡蛎、川芎、熟地黄、白茯苓、龙骨各30克，续断、当归、炒艾叶、人参、五味子、地榆各15克，甘草7.5克。

用法：上为末，每服6克，加生姜3片，大枣1枚，水煎服。

方解：方中人参、甘草益气；熟地黄、当归、川芎养血；续断补肾强腰以续筋脉；龙骨、牡蛎育阴潜阳，生肌固经；茯苓、五味子交通心肾而宁神；炒艾叶、地榆止血。全方共收益气养血、生肌固经止崩之效。

主治：用于产伤型产后出血。新产后突然阴道大量下血，血色鲜红，持续不止，产道有裂伤，面色苍白，舌淡、苔薄，脉细数。

加减：若产道裂伤明显，应及时缝合止血，继以中药调治。

牡蛎散

益气养血，生肌固经。

【方源】
明代王肯堂
《证治准绳》

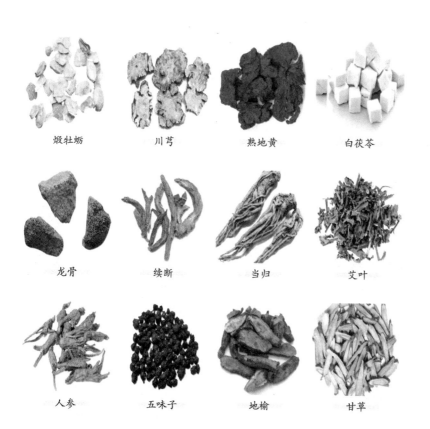

煅牡蛎	川芎	熟地黄	白茯苓
龙骨	续断	当归	艾叶
人参	五味子	地榆	甘草

产后腹痛

产妇分娩后，小腹疼痛者，称为"产后腹痛"，又称"儿枕痛"。产后腹痛有虚实之分，血虚者，小腹隐痛，喜按，恶露量少，色淡；血瘀者，小腹疼痛拒按，恶露量少，色黯有块；热结者，小腹灼痛，按之剧痛，恶露初则量多，继则量少，甚如败脓。

肠宁汤

养血益气。

【方源】
清代傅山
《傅青主女科》

🈺 **方歌**：傅青肠宁归地药，肉桂冬参断阿胶，养血补气兼止痛，加入甘草此方用。

🈴 **组成**：当归（酒洗）、熟地黄（九蒸）各30克，人参、麦冬（去心）、阿胶（蛤粉炒）、山药（炒）各9克，续断6克，甘草3克，肉桂0.6克。

🈵 **用法**：水煎服。

🈚 **方解**：方中当归、熟地黄、阿胶养血滋阴；人参、山药、甘草益气健脾以资化源；续断补肝肾，益精血；麦冬养阴生津；佐以少量肉桂以温通血脉。全方合用，养血益阴，补气生津，血旺则胞脉得以濡养，气旺则率血以行，其痛可除。

🈳 **主治**：适用于血虚型。症见产后小腹隐隐作痛，喜揉喜按，恶露量少、色淡，头晕眼花，心悸怔忡，大便秘结，舌淡红、苔薄白，脉细弱。

➕ **加减**：如血虚兼寒而见面色青白、腹中冷痛、得温则舒者，加干姜、吴茱萸以温中散寒；如兼脾虚食少、气短者，加黄芪、白术以补气健脾。

⏩ **附记**：产后腹痛属血瘀气滞者，不宜使用本方。

- 方歌：当归建中补血虚，小建中加当归齐，不论男女腹中痛，适证应用效神奇。
- 组成：当归12克，桂枝、生姜各9克，炙甘草6克，芍药18克，大枣（擘）6枚。
- 用法：水煎服，若大虚，加饴糖30克。
- 方解：方中当归、白芍养血和血，饴糖、甘草、大枣温中补虚，桂枝、生姜温中除寒，芍药配甘草缓急止痛。全方共奏养血温中、祛寒止痛之效。
- 主治：适用于血虚兼寒者。症见面色青白，小腹疼痛，得热痛减，形寒肢冷，或大便溏薄，舌淡，脉细而迟。

当归建中汤

温补气血，缓急止痛。

【方源】
唐代孙思邈
《千金要方》

- 方歌：生化汤是产后方，归芎桃草酒炮姜，消瘀活血功偏擅，止痛温经效亦彰。
- 组成：全当归24克，川芎9克，桃仁（去皮尖，研）6克，干姜（炮黑）、炙甘草各2克。
- 用法：水煎服，或酌加黄酒同煎。
- 方解：方中当归、川芎补血活血，桃仁化瘀止痛，炙甘草补气缓急止痛，炮姜温经止痛。全方寓攻于补之中，化瘀血，生新血，血行流畅，通则痛止。
- 主治：适用于血瘀型。症见产后小腹疼痛拒按，得热痛减，恶露量少，色紫黯，夹有血块，块下痛减，形寒肢冷，面色青白，舌淡黯，脉沉紧或沉弦。
- 加减：若兼小腹冷痛、绞痛者，酌加小茴香、吴茱萸以增温经散寒之功；若伴肢体倦怠，气短乏力者，酌加黄芪、党参以益气补虚；若兼心烦易怒，胸胁胀痛，小腹胀甚而痛者，酌加郁金、香附以疏肝理气，行滞止痛。

生化汤

养血祛瘀，温经止痛。

【方源】
清代傅山
《傅青主女科》

方歌：金匮大黄牡丹汤，桃仁瓜子烊化芒；肠痈初起痛拒按，散结消肿服之康。

组成：大黄、芒硝(冲)各6克，牡丹皮、桃仁各9克，冬瓜仁3克。

用法：水煎服。

方解：方中大黄、芒硝荡涤瘀结，通腑泄热；桃仁、牡丹皮凉血祛瘀，与大黄同用逐瘀力更强；冬瓜仁清热消痈排脓。本方有急下存阴、逐瘀止痛之效。

主治：适用于热结型。症见产后小腹疼痛拒按，或灼热疼痛，恶露初则量多、继则量少、色紫黯或如败脓、其气秽臭，高热不退，口渴欲饮，大便秘结，小便短赤，舌红绛、苔黄而燥，或起芒刺，脉弦数。

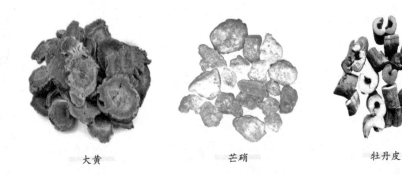

大黄　　　　　　芒硝　　　　　　牡丹皮

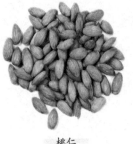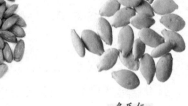

桃仁　　　　　　冬瓜仁

158

产妇分娩后突然头晕眼花，不能起坐，或心胸满闷，恶心呕吐，或痰涌气急，甚则神昏口噤，不省人事，称为"产后血晕"，又称"产后血运"。主要病机不外虚实两端，阴血暴亡，心神失养，或瘀血停滞，气逆攻心。治疗首当辨其虚实，分清脱证与闭证。本病无论虚实都属危急重症，均须及时救治，必要时，中西医结合抢救。

产后血晕

清魂散

补益气血，疏散风邪。

🖐 **方歌**：清魂散用泽兰叶，人参甘草川芎协，荆芥理血兼祛风，产中昏晕神魂帖。

🥄 **组成**：泽兰叶8克，人参8克，川芎15克，荆芥穗30克，炙甘草6克。

🕐 **用法**：上药共研细末。每服3～6克，沸汤温酒各半调下，童便尤良。病势急者，急灌之。

🩹 **方解**：方中川芎性温，味辛走散，是血中气药，其与祛风散寒的荆芥配伍，对于风寒头痛有良效；而与补气的人参、炙甘草配伍，则能治疗气虚受风的头痛、头晕；泽兰一味，性温气香，能疏肝气而通经脉，与川芎配伍，能加强调和气血之功。诸药相合，能使气血调和，外邪疏散，自然神魂宁帖，其病自愈。

📋 **主治**：产后血晕。症见产后恶露已尽，气血虚弱，感受风邪，然然昏晕不知人事。

⏩ **附记**：在服药的同时，可用醋喷在炭火上，取烟熏鼻，效果更好。

【方源】
宋代严用和
《重订严氏济生方》

夺命散加味

方歌：血竭没药夺命散，再加当归川芎全，活血理气有逐瘀，产后血晕用之良。

组成：没药、血竭、当归、川芎（原书未注明用量）。

用法：水煎服。

方解：方中没药、血竭活血理气，逐瘀止痛，加当归、川芎以增强活血行瘀之力，瘀去则气机条畅，逆气可平，晕厥除则神自清。

主治：适用于血瘀气逆型。症见产后恶露不下，或下也甚少，小腹疼痛拒按，甚则心下满闷，气粗喘促，恶心呕吐，神昏口噤，不省人事，两手握拳，面色青紫，唇舌紫黯，脉涩有力。

附记：若血瘀里实，症见大便燥结，腹满胀痛，神昏谵语者，宜祛瘀通腑，方用牡丹散（《三因极一病证方论》）。方中大黄、桃仁、牡丹皮活血行瘀；芒硝软坚散结，与大黄配伍能通腑泄热；冬瓜子清利湿热排脓。

【方源】
宋代陈自明
《妇人大全
良方》

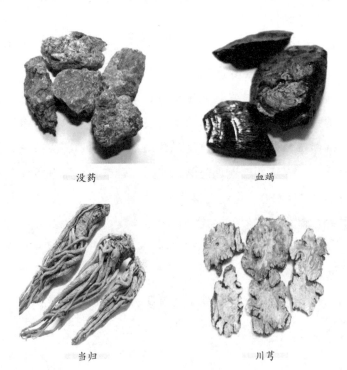

没药　　　　　　　　血竭

当归　　　　　　　　川芎

哺乳期间，产妇乳汁甚少或全无，称为"产后缺乳"，亦称"乳汁不行"或"乳汁不足"。缺乳有虚实两端。一般乳房柔软、乳汁清稀者，多为虚证；乳房胀硬而痛，乳汁浓稠者，多为实证。虚者补气养血，实者疏肝解郁，均宜佐以通乳之品。

下乳涌泉散

补气血，通经络，通乳。

🐝 **方歌：** 下乳涌泉归芎芍，花粉生地芷桔梗，甘柴青皮木通草，漏芦山甲不留行。

🌿 **组成：** 当归、川芎、花粉、白芍、生地黄、柴胡、青皮各50克，漏芦、桔梗、木通、白芷、通草各15克，山甲75克，王不留行150克，甘草10克。

🥄 **用法：** 上药共研细末。每服6～9克，日服1次，临卧用暖黄酒调服。

🌰 **方解：** 乳汁乃气血所化，方中当归、川芎、白芍、生地黄养血活血，培其本源；柴胡、青皮疏肝理气，通其经脉；花粉、桔梗，散结导滞，助其药力；白芷、漏芦、木通、通草、山甲、王不留行皆活血通经之品，结以投之，催其乳下。本方立意巧妙，兼顾表里，有补有通，服后乳汁自通，如泉水之涌，故名之。

【方源】
清代
《清太医院配方》

📋 **主治：** 产后乳汁缺乏。

⏩ **附记：** ①常食用猪蹄、鲫鱼等汤，或食芝麻、核桃之类。②早晚用木梳刮乳房二三十遍，无不神效。③戒气恼，忌食椒、姜、辛辣等物。

通乳丹

益气养血，催乳通乳。

【方源】
清代傅山
《傅青主女科》

- 方歌：通乳丹中用黄芪，当归人参麦门冬，桔梗木通猪蹄配，催乳通乳两相宜。
- 组成：人参、黄芪各30克，当归60克，麦冬15克，木通、桔梗各1克，猪蹄2个。
- 用法：水煎服，每日1剂，日服2次。
- 方解：方中重用人参、黄芪、当归补益气血；配以猪蹄、木通补虚通乳；桔梗宣畅气机，以助催乳。合而用之，共奏益气养血、催乳通乳之功。
- 主治：产后气血两虚，乳汁缺少。症见产后无乳、少乳，面色白，神疲乏力，舌淡苔薄，脉濡细者。
- 加减：若纳少便溏者，酌加炒白术、茯苓、山药以健脾止泻。

涌泉散

活血下乳。

【方源】
元代罗天益
《卫生宝鉴》

- 方歌：涌泉散中穿山甲，王不留行与瞿麦，再入龙骨麦门冬，活血下乳此方施。
- 组成：穿山甲、王不留行、瞿麦、麦冬、龙骨各30克。
- 用法：上药共研细末。每服3克，热酒调下，并食猪蹄羹少许。或改作汤剂水煎服，各药用量适量。
- 方解：方中穿山甲、王不留行，具有良好的通下乳汁作用；配以麦冬养阴，瞿麦通利，共奏活血下乳之功。
- 主治：产后乳汁缺少，兼津少口渴者。
- 加减：如见气血不足，加黄芪、地黄、当归；阴虚津少，加羊乳、天花粉；需加强通下乳汁，加漏芦、木通，此外，可服猪蹄汤、鲫鱼等食品。

产后恶露不下是以胎盘娩出后子宫内的余血浊液（恶露）停蓄不下或下亦甚少，且小腹疼痛为主要临床表现的产科常见病证。发病原因多与产妇分娩时受寒邪，或产妇身体气血虚冷，导致气滞血瘀有关，治疗时宜散寒、活血、补虚。

生化汤

活血化瘀，温经止痛。

- **方歌**：恶漏不行生化汤，归芎桃仁炙草姜，兑入黄酒水煎服，效如鼓之应桴响。
- **组成**：当归24克，川芎、桃仁各9克，黑姜、炙甘草各1.5克。
- **用法**：水煎后，兑入黄酒15～30克，顿服。
- **方解**：本方是治疗产后血瘀腹痛的名方。方中用当归补血活血，川芎行血活血，桃仁祛瘀活血，炮姜温经散寒，炙甘草和中止痛，黄酒有舟楫之功，载药至病所，兼有温通之力，有助于药效之发挥。诸药合用，生血化瘀，推陈致新，用于治疗产后营血虚滞之寒凝腹痛证，每获卓效。
- **主治**：产后恶露不行，少腹疼痛。
- **加减**：产后少腹冷痛，加肉桂；发热，加柴胡、黄芩；瘀块留阻而腹痛甚者，加蒲黄，五灵脂，延胡索。

【方源】
清代傅山
《傅青主女科》

生化汤

活血化瘀，温经止痛。

【方源】
明代张介宾
《景岳全书》

- 方歌：恶露不行生化汤，当归川芎炙草姜，桃仁大枣熟地入，产后诸疾用时多。
- 组成：当归15克，川芎6克，炙甘草1.5克，炮姜1克，桃仁10粒（捣），熟地黄9克，大枣2枚。
- 用法：水煎服，每日1剂，日服2次或顿服。
- 方解：方用当归、桃仁、川芎、熟地黄养血活血，配以炮姜温经散寒，炙甘草补中、调和诸药。综观全方，能攻能补，逐中寓养，共奏活血化瘀、温经止痛之功。
- 主治：产后恶露不行，腹痛，舌淡者。
- 加减：如见恶露已行、腹微痛，可去桃仁；瘀血明显，加蒲黄、五灵脂、益母草；小腹冷痛，加肉桂，附子；气虚，加黄芪、党参；烦渴，加麦冬；夹痰，加陈皮、竹沥；便秘，加麻仁、杏仁、肉苁蓉；多汗、不眠加茯神、酸枣仁、黄芪；烦热，加地骨皮、牡丹皮；感受风邪，加荆芥、防风。

黑神散

养血祛瘀，温经止痛。

【方源】
宋代陈师文
《太平惠民
和剂局方》

- 方歌：黑神散中炒黑豆，当归熟地与肉桂，芍药蒲黄炮姜草，养血祛瘀兼止痛。
- 组成：黑豆（炒）、熟地黄（酒浸）、当归（酒制）、肉桂、炮姜、炙甘草、芍药、蒲黄各120克。
- 用法：上药共研细末。每服6克，用酒同煎调下；若病情急，可连服2次。或用饮片作汤剂水煎服，各药用量按常规剂量酌减。
- 方解：方用当归、熟地黄、芍药养血和血，配以肉桂、炮姜温经散寒，蒲黄祛瘀止痛，黑豆益气养阴，炙甘草补中，并调和诸药。合而用之，共奏养血祛瘀、温经止痛之功。
- 主治：产后血寒瘀阻、恶露不净、胎盘残留、胎衣不下、心胸痞满、脐腹胀痛以及血晕神昏、眼黑口噤、产后瘀血诸疾者。
- 加减：若胞宫寒盛，加附子、艾叶；气血两虚，加八珍汤之类。
- 附记：孕妇以及心火亢盛、肝阳横逆、阴虚血热者忌用。

带下的量明显增多，色、质、气味发生异常，或伴全身、局部症状者，称为"带下病"，又称"下白物""流秽物"。带下量多色白或淡黄，质清稀，多属脾阳虚；色白质清稀如水，有冷感者属肾阳虚；量不甚多，色黄或赤白相兼，质稠或有臭气为阴虚挟湿；带下量多色黄，质黏稠，有臭气，或如泡沫状，或色自如豆渣状，为湿热下注；带下量多，色黄绿如脓，或浑浊如米泔，质稠，恶臭难闻，属湿毒重证。治疗原则以健脾、升阳、除湿为主，辅以疏肝固肾；但是湿浊可以从阳化热而成湿热，也可以从阴化寒而成寒湿，所以要佐以清热除湿、清热解毒、散寒除湿等法。

健脾祛湿汤

健脾除湿，收涩止带。

💊 **方歌**：健脾祛湿带下停，山药芡实土茯苓，黄柏苍术海螵蛸，薏莲泽泻草金樱。

📋 **组成**：山药、土茯苓各30克，芡实、莲须各15克，泽泻20克，黄柏、苍术、海螵蛸（研末兑服）各10克，薏苡仁25克，金樱子20克，甘草3克。

👆 **用法**：先将上药用清水浸泡30分钟，再煎煮30分钟，每剂煎2次，将2次煎出的药液混合。每日1剂，早晚各服1次。

📖 **方解**：本方为自拟方，治疗因脾虚失司，脾阳不振，湿热下注所致之带下病。方中山药、芡实、莲须性平，健脾除湿；黄柏、薏苡仁、泽泻、苍术、土茯苓清热利湿解毒；金樱子、海螵蛸收涩止带；甘草和中，调和诸药。合而用之，共奏健脾祛湿、收涩止带之功。

📋 **主治**：脾虚湿郁带下。症见带下色白或淡黄，有腥臭气，日久不止，头晕乏力，纳差，面色少华，舌质淡红、苔腻，脉弦滑。

➕ **加减**：临证如兼见气短懒言、肢体无力，可加黄芪、党参、大枣益气健脾；兼面色淡白无华、头晕、目眩、心悸、唇舌指甲色淡，可加熟地黄、白芍、何首乌、牡蛎养阴补血；兼见腰痛，可加川续断、怀牛膝、补肝。

⏩ **附记**：服药期间，忌食辛辣。

【方源】
杜怀棠
《中国当代名医验方大全》
（陈祖良方）

165

治带片

清热燥湿，收涩止带。

【方源】
现代叶显纯
《常用中成药》

💬 方歌：治带片中用苦参，苍术知母墓头回，收涩止带金樱子，清热燥湿疗效佳。

🥄 组成：苦参、墓头回各90克，苍术、知母各60克，金樱子120克。

👌 用法：上药研末制成片剂，每服5片，日服3次。

📊 方解：方用苦参、墓头回清热除湿，配以苍术燥湿，知母清热，金樱子固涩。合而用之，共奏清热燥湿、收涩止带之功。

📋 主治：湿热带下、稠黏、色黄腥臭。

完带汤

健脾疏肝，燥湿束带。

【方源】
清代傅山
《傅青主女科》

💬 方歌：完带汤中用山药，党参白术生甘草，柴胡陈皮车前子，苍术芥穗共白芍。

🥄 组成：白术（土炒）、山药（炒）各50克，党参6克，白芍15克，车前子、苍术各9克，甘草3克，陈皮、荆芥穗（炮黑）各1.5克，柴胡1.8克。

👌 用法：水煎服，每日1剂，分2次温服。

📊 方解：方中党参、山药、苍术、白术健脾燥湿，脾旺则湿无由生；柴胡、白芍疏肝解郁，疏泄正常，则不克脾土；陈皮、车前子、芥穗行气，利湿，止带；甘草调和诸药。综观全方，肝脾同治，寓补于散之中，寄消于升之内，升提肝木之气，则肝血不燥，何至下克脾土；补益脾土之气，则脾气健旺，何难分消水湿？故其病自愈。

📋 主治：带下病。症见带下色白或淡黄、无臭，倦怠，便溏，面色灰白，舌淡或正常、苔白，脉缓或弱。

➕ 加减：为提高疗效，一般可加入生龙骨、生牡蛎、牛膝、黄柏。若腰酸甚者，加杜仲、菟丝子；腹痛者，加艾叶、香附；兼少腹冷痛加乌药、香附、小茴香；白带清稀如崩者，加鹿角霜、巴戟天、海螵蛸。

- ◎ **方歌**：内补丸中生黄芪，鹿茸菟丝沙苑子，附子肉桂紫菀茸，茯苓桑螵白蒺藜。
- ◎ **组成**：菟丝子120克，鹿茸、附子（制）、肉桂各60克，黄芪、沙苑子、紫菀茸、桑螵蛸、茯苓、白蒺藜各90克。
- ◎ **用法**：上药共研细末，炼蜜为丸，如绿豆大。每服3～6克，日服2～3次，饮前温酒送服。也可改用饮片作汤剂水煎服，各药用量按常规剂量酌减。
- ◎ **方解**：方用附子、鹿茸、菟丝子、肉桂温阳益肾，填精固涩；配以黄芪、茯苓益气健脾；白蒺藜平肝疏肝；桑螵蛸收敛固涩止带。合而用之，益肾为主，肝脾同调，共奏温补脾肾之功。
- ◎ **主治**：肾阳衰微，症见白带清稀量多、黎明泄泻、形寒怯冷、苔薄白、脉细软无力。
- ◎ **加减**：若见小便频数、尿色清长者，加益智仁、金樱子；月经后期、量少色淡者，加紫石英、当归；大便溏薄伴腹痛畏寒者，加补骨脂、肉豆蔻；耳鸣头晕者，加枸杞子、磁石、五味子。
- ◎ **附记**：凡见带下量多色黄、质稠或白带呈豆腐渣样者，不宜应用。

【方源】

清代吴本立
《女科切要》

- ◎ **方歌**：清带汤中用山药，龙骨牡蛎海螵蛸，活血祛瘀用茜草，固涩止带效堪夸。
- ◎ **组成**：生山药30克，生龙骨、生牡蛎各18克，海螵蛸12克，茜草9克。
- ◎ **用法**：水煎服，每日1剂，日服2次。
- ◎ **方解**：方用生山药益肾健脾以培其本，配以生龙骨、生牡蛎、海螵蛸固涩止带，佐以茜草活血祛瘀。合而用之，共奏益肾健脾、固涩止带之功。
- ◎ **主治**：妇女赤白带下、清冷量多、苔薄、脉细。
- ◎ **加减**：若见腰酸如折、小腹冷感、小便频数清长等肾阳虚证者，可加菟丝子、沙苑子、肉桂、制附子；带下赤白、质黏稠、头晕、烦躁等肾阴虚证者，加知母、黄柏、熟地黄、山茱萸。
- ◎ **附记**：凡带下量多，质黏有臭气而见苔黄厚腻之湿热证或带下赤白，质黏如脓样之热毒蕴蒸之证，不宜应用。

【方源】

近代张锡纯
《医学衷中参西录》

健脾活血汤

健脾除湿，活血祛瘀。

【方源】
龚志贤
《龚志贤临床经验集》

🎵 **方歌：** 健脾活血用薏苡仁，当归川芎知母随，芡实茜草海螵蛸，补肾助阳桑螵蛸。

📋 **组成：** 川芎、知母各12克，当归、桑螵蛸、茜草各10克，薏苡仁30克，芡实20克，海螵蛸15克。

👌 **用法：** 水煎服，每日1剂，日服2次。

🏺 **方解：** 白带病因甚多，总以脾虚湿盛及肾虚为主。因湿盛火衰，肝郁气弱，脾土受伤，脾气下陷，水谷精微不能化生为精血，血虚则瘀滞久郁，变生湿热，而发为白带；或因肾气不足，下元亏损所致。方中当归、川芎补血活血；知母滋阴清热，补肾；芡实、薏苡仁健脾补肾，除湿；海螵蛸止带固精；桑螵蛸补肾助阳；茜草行血祛瘀。诸药合用，合奏健脾补肾、活血祛瘀、清热除湿之功。

📖 **主治：** 白带异常。症见妇女阴道时时下白色液体如涕如唾，少腹疼痛，或腰部酸痛，或头昏痛，或手足心热，口干不欲饮，或大小便不畅，舌苔白腻或淡黄而润，左脉细弱，右脉濡滞，或关涩而尺俱不足。

➕ **加减：** 若见腰痛甚者，可选加续断12克，补骨脂12克，菟丝子10克，桑寄生15克；腰不痛者，去桑螵蛸；气虚倦怠无力者，加黄芪15克，党参15克；热胜于湿、带色黄者加黄柏。

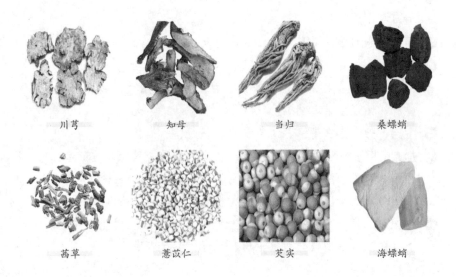

川芎　　　　知母　　　　当归　　　　桑螵蛸

茜草　　　　薏苡仁　　　　芡实　　　　海螵蛸

女性内生殖器官（子宫、输卵管、卵巢）及其周围的结缔组织、盆腔腹膜发生炎症时，称为"盆腔炎"，有急性、慢性两种。急性盆腔炎多因分娩、流产、宫腔内手术时消毒不彻底，或腹腔内其他器官感染，或因月经来潮子宫内膜剥脱，使病原体乘机侵入内生殖器所致。慢性盆腔炎多由急性盆腔炎治疗不彻底，或患者体质差使炎症迁延为慢性。急性盆腔炎常表现下腹痛、拒按。伴有发热、寒战等。慢性盆腔炎全身症状不明显，仅有一侧或两侧下腹部坠胀疼痛，经期加重。亦有性交痛，白带多等。中医学认为本病多因外邪乘胞宫空虚之际入侵所致。若及时治疗，预后良好，否则易导致不孕、痛经等。

盆腔炎

清热止带汤

清热解毒，调肝止痛。

- 🌀 **方歌**：清热止带用柴胡，香附金铃土茯苓，夏忍贯众蒺公英，红藤龙胆竹苍菊。

- 🌾 **组成**：柴胡、香附、金铃子炭、龙胆草、苍术各9克，土茯苓、忍冬藤、蒺菜、蒲公英、红藤各30克，夏枯草、贯众、野菊花各15克，竹茹12克。

- 🖐 **用法**：水煎服，每日1剂，日服2次。

- 📖 **方解**：本方主要为肝郁气滞，湿热下注之证而设。故方用柴胡、香附、金铃子疏泄肝气，配以蒲公英、野菊花、忍冬藤、红藤清热解毒，龙胆草、土茯苓、蒺菜、苍术清热利湿解毒以解湿热之毒，夏枯草清热化痰散结，贯众杀虫解毒止带，竹茹清胃止呕。诸药合用，共奏清热解毒、调肝止带之功。

- 🈲 **主治**：肝经湿热下注型。症见发热，下腹疼痛拒按，带多色黄腥臭，恶心纳差，溺黄，便秘，苔黄腻，脉弦数。

- ➕ **加减**：若见腹痛，加木香理气止痛；小便黄赤，加六一散清热利湿；大便秘结，加生大黄清热通腑。

- ⏩ **附记**：方中金铃子炭，现多用炒川楝子。

【方源】
《中医治法与方剂》
（验方）

【方源】
《名医治验良方》
（蔡小荪方）

⚘ 方歌：急盆汤中用红藤，败鸭芍丹生薏仁，柴胡金铃延胡索，乳没连翘黑山栀。

🌿 组成：败酱草、红藤、生薏苡仁各30克，鸭跖草20克，赤芍、牡丹皮、延胡索各12克，金铃子、连翘、黑山栀各9克，柴胡梢、制乳香、制没药各6克。

🥣 用法：水煎服，每日1剂，日服2次。

🏺 方解：方用败酱草、红藤、鸭跖草、连翘、黑山栀清热泻火，化湿解毒；赤芍、牡丹皮、制乳没凉血祛瘀；柴胡、金铃子、延胡索疏肝解郁，理气止痛；生薏苡仁利湿健脾。诸药合用，共奏清热泻火、化湿祛瘀之功。

🔲 主治：急性盆腔炎。症见下腹剧痛拒按，发热恶寒，甚则满腹压痛，或反跳痛，带下色黄或呈脓性，或便溏，时伴尿急尿频，舌质红、苔黄腻，脉弦或滑数。

➕ 加减：大便秘结者，加大黄4.5～6克，元明粉4.5克；尿急者，加泽泻9克，淡竹叶9克；带黄如脓者，加川柏9克，椿根皮12克，白槿花12克；便溏热臭者，加川连3克，条芩9克；腹胀气滞者，加制香附9克，乌药9克；瘀滞者，加丹参12克，川牛膝9克。热退痛止后，还须清热化瘀，适当调治，以防转为慢性炎症。

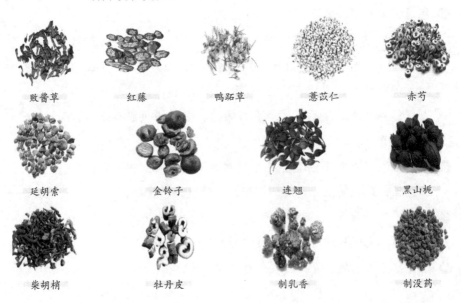

败酱草　　红藤　　鸭跖草　　薏苡仁　　赤芍

延胡索　　金铃子　　连翘　　黑山栀

柴胡梢　　牡丹皮　　制乳香　　制没药

- 方歌: 清热利湿用萹蓄，瞿麦木通蒲公英，车前滑翘延胡索，湿热下注病自痊。
- 组成: 瞿麦、萹蓄、滑石各12克，木通3克，车前子、延胡索各9克，连翘、蒲公英各15克。
- 用法: 水煎服，每日1剂，日服2次。
- 方解: 方用八正散中之瞿麦、萹蓄、木通、车前子、滑石，既能清导湿热下行，又能活血化瘀是为本方之主药；佐以连翘、蒲公英清热解毒散结，延胡索行气止痛。诸药合用，共奏清热利湿、行气活血、化瘀止痛之功。
- 主治: 慢性盆腔炎（湿热下注，气血郁结型）。症见腰痛，腹痛拒按，伴有低热，带下黄稠，有时尿频。

【方源】

《刘奉五妇科经验》

（刘奉五方）

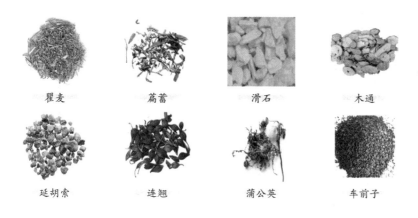

瞿麦　　　萹蓄　　　滑石　　　木通

延胡索　　连翘　　　蒲公英　　车前子

- 方歌: 疏气定痛用香附，延胡五灵川楝子，没药枳壳台乌药，再入当归广木香。
- 组成: 制香附、川楝子、延胡索、五灵脂、当归、台乌药各9克，没药3克，枳壳、木香各4.5克。
- 用法: 水煎服，每日1剂，日服2次。
- 方解: 方中香附、川楝子、延胡索、五灵脂、没药、乌药行气活血止痛，枳壳、木香理气，当归养血。全方共奏行气活血、化瘀止痛之效。
- 主治: 慢性盆腔炎腰腹疼痛（气滞血瘀型）。

【方源】

《刘奉五妇科经验》

（刘奉五方）

不孕症

凡夫妻同居2年以上，没有采取避孕措施而未能怀孕者，称为"不孕症"。其发生常与先天禀赋不足、房事不节、反复流产、情志失调、饮食所伤等因素有关。病位在胞宫，与任、冲二脉及肾、肝、脾关系密切。治疗重点是温养肾气，调理气血，使经调病除，则胎孕可成。

少腹逐瘀汤

活血祛瘀，温经止痛。

【方源】
清代王清任
《医林改错》

📖 **方歌：** 少腹茴香与炒姜，元胡灵脂没芎当，蒲黄肉桂赤芍药，调经种子第一方。

📋 **组成：** 小茴香(炒)7粒，干姜(炒)0.5克，延胡索、没药、川芎、肉桂各3克，赤芍药、五灵脂(炒)各6克，蒲黄10克，当归9克。

👌 **用法：** 水煎，每日1剂，分2～3次服。

🏥 **方解：** 方用小茴香、肉桂、干姜味辛而性温热，入肝肾而归脾，理气活血，温通血脉；当归、赤芍入肝，行瘀活血；蒲黄、五灵脂、川芎、延胡索、没药入肝，活血理气，使气行则血活，气血活畅故能止痛。诸药相配，共成化瘀散结、温阳散寒、调经止痛之功。

📊 **主治：** 少腹瘀血积块疼痛；或有积块不疼痛；或疼痛而无积块，或少腹胀满；或经期腰酸少腹胀，或月经不调，其色紫黑，或有瘀块；或崩漏兼白带，少腹疼痛等症。

➕ **加减：** 少腹胀甚，加莪术、青皮、木香；少腹疼痛拒按，加姜黄、三棱；虚寒甚，加附子。

⏩ **附记：** 症见实热伤阴；阴虚血燥者，不宜应用。

- 方歌：胞寒不孕用温胞，白术巴戟参桂饶，附子杜仲补骨脂，菟丝芡实及山药。
- 组成：白术（土炒）、巴戟天（盐水浸）各30克，人参、补骨脂（盐水炒）各6克，杜仲（炒黑）、菟丝子（酒浸炒）、山药（炒）、芡实（炒）、肉桂（去粗，研）各9克，附子（制）0.9克。
- 用法：水煎服。
- 方解：方中巴戟天、补骨脂、菟丝子补肾助阳而益精气，杜仲补肾而止腰痛，肉桂、附子温肾助阳以化阴，人参、白术健脾益气而除湿，山药、芡实补肾涩精而止带。全方共奏温肾助阳、填精助孕之效。
- 主治：阳虚宫寒、小腹冰冷的不孕症。

温肾助阳，化湿固精。

温胞饮

【方源】
清代傅山
《傅青主女科》

- 方歌：养精种玉四物宜，除却川芎加山萸，肝肾得养精血足，血虚不孕此方施。
- 组成：大熟地黄（九蒸）30克，当归（酒洗）、白芍（酒炒）、山茱萸（蒸熟）各15克。
- 用法：水煎服，3个月有效。
- 方解：方中熟地黄、山茱萸滋肾而益精血，当归、白芍养血调经。全方共奏滋肾养血调经之效，精血充足，冲任得滋，自能受孕。
- 主治：精血不足，身瘦不孕，面色萎黄，头晕目眩，心悸少寐，月经量少，舌淡脉细。
- 加减：如见肝肾不足，加阿胶、枸杞子、鹿角胶、五味子、紫河车；气滞血瘀，加香中附、川芎、川楝子、丹参；气虚，加党参、黄芪。

补肾养血。

养精种玉汤

【方源】
清代傅山
《傅青主女科》

调经汤

活血调经，温经暖宫，理气健脾。

【方源】
《名医秘方荟萃》
（焦树德方）

方歌：调经汤中归地芍，川芎白术茯苓裹，香附续断生艾叶，桃仁红花与炮姜。

组成：熟地黄10～20克，当归、白术、香附各10克，白芍12克，川芎6克，茯苓15克，生艾叶6～9克，续断10～15克，炮姜3～6克，红花、桃仁各5克。

用法：水煎服，每日1剂，日服2次，先服20～30剂。

方解：方用四物汤补血养肝，固冲任；配以白术、茯苓渗湿健脾；桃仁、红花活血化瘀，合四物调经助孕；香附疏畅气机；生艾叶、炮姜、续断温肾暖宫。诸药合用，共奏活血调经，温经暖宫，理气健脾之功。

主治：不孕症。

加减：月经提前、量多者，去川芎、红花，加炒黄芩10克，杜仲炭15克，黄柏炭10～12克，改熟地黄为生熟地黄各12克，炮姜改为3克，续断改为续断炭15～20克，或再加阿胶珠6～9克。行经腹痛者，加吴茱萸6克，炒五灵脂12克，延胡索10克，乌药12克。月经错后、量少色淡者，加党参10克，紫肉桂5克，改川芎为9克，改红花、桃仁为各9克。白带多者，加半夏10克，苍术10克，白鸡冠花15克，煅龙骨15～20克，改茯苓为20～25克。多次于怀孕两三个月即自然流产者，加桑寄生20～30克，杜仲15克，党参10克，补骨脂10克，山茱萸10克，怀山药12克，去炮姜、生艾叶。并嘱再怀孕后即赶紧服中药保胎药，以防再流产。经医院检查输卵管不通者，除按上述随症加减药物外，可再加莪术3～6克，三棱5克，制附子6克，炙山甲6克。小腹经常发凉、子宫寒冷、久不受孕者，可加紫石英15～30克（先煎），紫肉桂3～6克，川椒3～5克。

- 方歌：开郁种玉傅氏方，归芍茯苓丹皮藏，白术香附天花粉，疏肝解郁功效彰。
- 组成：白芍30克（酒炒），香附（酒炒）、牡丹皮（酒洗）、茯苓（去皮）各9克，当归（酒洗）、白术（土炒）各15克，花粉6克。
- 用法：水煎服。
- 方解：方中当归、白芍养血柔肝；香附理气行滞，以解肝郁；牡丹皮凉血活血；白术、茯苓健脾胃以资化源；花粉生津益血。全方共奏疏肝理脾、养血调经之效。
- 主治：妇人肝气郁结所致的不孕症。
- 加减：如胸胁胀满甚者，去白术，加青皮、玫瑰花舒郁；梦多而睡眠不安者，加炒枣仁、夜交藤以益肝宁神；乳胀有块，酌加王不留行、橘叶、橘核；乳房胀痛有灼热感或触痛者，加蒲公英。

【方源】

清代傅山
《傅青主女科》

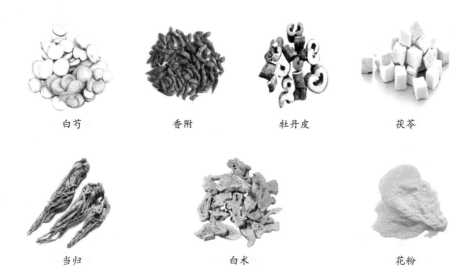

白芍　　　　　香附　　　　　牡丹皮　　　　　茯苓

当归　　　　　白术　　　　　花粉

更年期综合征

更年期综合征在中医学亦称"经绝前后诸证"。中医认为妇女停经前后肾气渐衰，脏腑功效逐渐衰退，使人体阴阳失去平衡，因而有面红潮热、眩晕头胀、烦躁易怒、抑郁忧愁、心悸失眠、阴道干涩灼热、腰酸背痛、骨质疏松等症状。中医认为更年期综合征病机分为虚实两种，虚者多由肾气不足，冲任未充；或肝肾亏虚，精血亏虚；或脾胃虚弱，气血乏源；或久病失血，冲任不能满盈，血海亏虚，无血可下。实者多由气滞血瘀，或痰湿壅滞，经闭阻塞，冲任不通而成。病位在肾与胞宫，与肝脾等脏器功效有关。辨证以肾阴阳之虚为主，治疗以调治肾阴阳为大法，若涉及他脏者，则兼而治之。

甘麦大枣合剂

养心安神，平肝潜阳。

【方源】

杜怀棠《中国当代名医验方大全》（丁蔚然方）

- **方歌**：甘麦大枣合剂好，菖蒲远志夏枯草，丹皮龙齿茺蔚子，蒺藜白芍医脏躁。

- **组成**：夏枯草、白芍、菖蒲、远志、牡丹皮、茺蔚子、白蒺藜各10克，浮小麦30克，甘草3克，大枣5枚，龙齿15克。

- **用法**：先将上药用清水浸泡30分钟，再煎煮30分钟，每剂煎2次，将2次煎出的药液混合。每日1剂，早晚各服1次。

- **方解**：更年期综合征即为阴血亏损，五脏失养所出现的脏躁证。故方用甘麦大枣汤调养心神，加菖蒲、远志、白蒺藜、茺蔚子、龙齿安神定志，白芍、夏枯草、牡丹皮平肝潜阳。合而用之，可收到预期的效果。

- **主治**：更年期综合征。症见绝经前后，头晕，心烦，失眠，口干，烘热汗出，腰痛，便秘，血压波动，舌红苔少，脉细数或细弦等。

- **加减**：若阴虚较重，可加生地黄、玄参、麦冬；心悸失眠甚者，加枣仁、柏子仁。

- 方歌：二丹丸中熟地黄，丹参朱砂天麦冬，远志人参石菖蒲，再入茯神生甘草。

- 组成：丹参、熟地黄、天冬各45克，朱砂（为衣）6克，远志、人参、菖蒲各15克，茯神、麦冬、甘草各30克。

- 用法：上药共研细末，炼蜜为丸，如梧桐子大，朱砂为衣。每服6～9克，空腹时服，日服2次，温开水送下。

- 方解：本方由三才丸合定志丸加味而成。主要用于气阴不足，致心怯善恐，虚劳健忘之证。方用人参、熟地黄、天冬、麦冬益气养阴，配以丹参、远志、菖蒲、茯神、朱砂安神定志，甘草调和诸药。诸药合用，共奏益气养阴、安神定志之功。

- 主治：更年期综合征。症见健忘失眠，心悸怔忡，舌红、苔薄白，脉虚数。

二丹丸

益气养阴，安神定志。

【方源】
金代刘完素
《素问病机气宜保命集》

- 方歌：妙香散中用麝香，山药茯苓煨木香，茯神黄芪炒远志，人参甘桔另研砂。

- 组成：麝香（另研）3克，煨木香75克，山药（姜汁炒）、茯苓、茯神、黄芪、远志（炒）各30克，人参、桔梗、炙甘草各15克，朱砂（另研）9克。

- 用法：上药共研细末。每服6克，温酒调下，日服2次。

- 方解：方用人参、黄芪补气；远志、茯神、朱砂安神镇惊；山药、茯苓健脾宁心；木香、桔梗宣肺理气，调畅气机；麝香开窍醒神。综观全方，用药标本兼顾，安神与醒神并投，共奏益气宁心、安神镇惊之功。

- 主治：更年期综合征。症见心气不足，惊悸不安，虚烦少寐，喜怒无常，夜多盗汗，饮食无味，头目昏眩，舌红苔薄白，脉细数。

妙香散

益气宁心，安神镇惊。

【方源】
宋代陈师文
《太平惠民和剂局方》

益肾汤

益肾补阴，养血安神，滋水涵木，平肝潜阳。

【方源】
现代
《名医名方录》
（凌绶百方）

🔧 **方歌：** 益肾汤中枸沙参，熟地山药菟丝吞；芫蔚女贞桑五味，当归柏仁夜交藤；疗更年期综合征，滋肾平肝养心肝。

💊 **组成：** 沙参、熟地黄、山药、枸杞子、菟丝子、芫蔚子、夜交藤各20克，五味子、女贞子、桑椹子各15克，当归10克，柏子仁12克。

🥄 **用法：** 每日1剂，每剂用水800毫升，大火煮沸，慢火煎煮15分钟，煎2次，每日服3次，空腹温服。

📊 **方解：** 方中沙参甘微寒，益肾养肝，补五脏之阴；熟地黄味甘微温，滋肾补血，益髓填精；山药甘平，益肾补中；枸杞子甘平，填精补髓；当归甘温、补血扶虚益损，配合芫蔚子加强活血化瘀作用；菟丝子、女贞子、五味子为滋肾强壮药，柏子仁、夜交藤，一心一肝，养心安神；桑椹子味甘，能除虚烦渴。

🗒 **主治：** 更年期综合征。常见月经异常（经期量不规则），精神倦怠，头晕耳鸣，健忘失眠，情志不舒，烦躁易怒，心悸多梦，面部浮肿，手足心热，汗多口干，尿频，便溏等。

➕ **加减：** 若肾偏阴虚，去当归，加麦冬、知母各15克，龟甲20克；偏阳虚去芫蔚子、柏子仁，加山茱萸、附子各10克，肉桂5克；心肾不交加远志、朱砂各10克；肝肾阴虚去当归、五味子、菟丝子，加石决明、墨旱莲、夏枯草、珍珠母各15克。

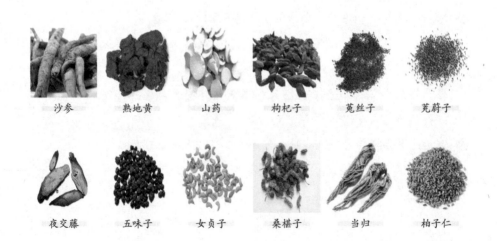

沙参　　熟地黄　　山药　　枸杞子　　菟丝子　　芫蔚子

夜交藤　　五味子　　女贞子　　桑椹子　　当归　　柏子仁

第六章

男科病特效处方

阳痿

阳痿是指青壮年男子阴茎痿弱不起，临房举而不坚，或坚而不能持久的病证。病因虽然复杂，但以房劳太过，频犯手淫为多见。病位在肾，并与脾、胃、肝关系密切。治疗主要从病因病机入手，属虚者宜补，属实者宜泻，有火者宜清，无火者宜温。命门火衰者，应温肾壮阳，滋肾填精，忌纯用刚热燥涩之剂，宜选用血肉有情温润之品；心脾受损者，补益心脾；恐惧伤肾者，益肾宁神；肝郁不疏者，疏肝解郁；湿热下注者，苦寒坚阴，清热利湿。节制房事，戒除手淫，调节好情志，都是重要的辅助治疗措施。

龙胆泻肝汤

清肝胆实火，泻下焦湿热。

【方源】
清代汪昂
《医方集解》

- **方歌**：龙胆栀芩酒拌炒，木通泽泻车柴草，当归生地益阴血，肝胆实火湿热消。

- **组成**：龙胆草、木通、车前子、生地黄、柴胡、生甘草各6克，黄芩、栀子、泽泻各9克，当归3克。

- **用法**：水煎服，或制成丸剂，名龙胆泻肝丸，每服6~9克，温开水送下，每日2次。

- **方解**：本方为清泻肝胆实火及下焦湿热的代表方。方中龙胆草、黄芩、栀子、柴胡疏肝清热泻火，味苦坚肾；木通、车前子、泽泻清热利湿；当归、生地黄养阴、活血、凉血，与清热泻火药配伍，泻中有补，使泻火药不致苦燥伤阴；甘草调和诸药。

- **主治**：适用于湿热下注型阳痿。症见阴茎痿软，阴囊湿痒臊臭，下肢酸困，小便黄赤，苔黄腻，脉濡数。

- **加减**：会阴部坠胀疼痛，小便不畅，余沥不尽，可加虎杖、川牛膝、赤芍等活血化瘀。若症见梦中阳举，举则遗精，寐则盗汗，五心烦热，腰酸膝软，舌红、少苔，脉细数，为肝肾阴伤，虚火妄动，治宜滋阴降火，方用知柏地黄丸合大补阴丸加减。

🐾 方歌：归脾汤用术参芪，归草茯苓远志齐，酸枣木香龙眼肉，
兼加姜枣益心脾。

🍂 组成：人参6克，白术、当归、白茯苓、黄芪、炒远志、龙眼肉、
酸枣仁（炒）各3克，木香1.5克，炙甘草1克。

🌑 用法：加生姜、大枣，水煎服。

🍃 方解：方中用人参、黄芪、白术、茯苓、炙甘草、木香健脾
益气，枣仁、远志、龙眼肉养心安神，当归补血。诸药合用，
共奏益气补血、养心健脾安神之功。

🔲 主治：适用于心脾受损型阳痿。症见阳事不举，精神不振，
夜寐不安，健忘，胃纳不佳，面色少华，舌淡、苔薄白，脉细。

【方源】

明代薛己
《正体类要》

🐾 方歌：益肾固精二地黄，苓泽丹桂白芍姜，甘草大枣五味子，
远志附片生龙牡。

🍂 组成：生地黄、熟地黄各12克，茯苓15克，山茱萸、泽泻、
牡丹皮、桂枝、五味子各10克，白芍12克，生姜3片，大
枣4枚，远志、甘草、制附片各5克，生龙骨、生牡蛎（先下）
各30克。

🌑 用法：每日1剂，水煎服，日服2～3次。

🍃 方解：本方系由桂枝加龙骨牡蛎汤加味而成。方用生地黄、
熟地黄、山茱萸、牡丹皮、白芍滋补肝肾，凉血清热；茯苓、
泽泻渗湿利水；制附片、五味子益肾助阳；远志、茯苓宁心安神；
桂枝汤调和营卫；生龙牡益肾固精，敛镇安神。诸药合用，
共奏益肾固精、调和营卫之功。

🔲 主治：腰酸腿软、遗精、阳痿早泄、自汗盗汗、精神倦怠、
久治未愈。

▶▶ 附记：临床屡用，每收良效。凡风寒感冒属风寒，身热无汗，
表实者忌用。

【方源】
《名医治验良方》
（焦树德方）

大补元煎

益肾宁神。

【方源】
明代张介宾
《景岳全书》

- ✍ 方歌：大补元煎景岳方，山药山萸熟地黄，参草枸杞归杜仲，真阴耗损此方尝。
- 🧪 组成：熟地黄9克，人参、炒山药、杜仲、当归、枸杞子各6克，山茱萸、炙甘草各3克。
- 🥣 用法：水煎服。
- 🏥 方解：方中熟地黄、山茱萸、杜仲、枸杞子益肾，人参、当归、山药、炙甘草补益气血。
- 📋 主治：适用于恐惧伤肾型阳痿。症见阳痿不举，或举而不坚，胆怯多疑，心悸易惊，夜寐不安，易醒，苔薄白，脉弦细。
- ➕ 加减：可加枣仁、远志养心安神；因恐则气下，还可加升麻、柴胡以升阳。

逍遥散

疏肝解郁，养血健脾。

【方源】
宋代陈师文
《太平惠民和剂局方》

- ✍ 方歌：逍遥散用归芍柴，苓术甘草姜薄偕，肝郁血虚脾气弱，调和肝脾功效卓。
- 🧪 组成：柴胡、当归、白芍、白术、茯苓各9克，炙甘草4.5克。
- 🥣 用法：上药共为细末，每服6～12克，用生姜、薄荷少许煎汤冲服，每日3次；若作汤剂，用量按原方比例酌减。
- 🏥 方解：方中柴胡、白芍、当归疏肝解郁，养血和血；白术、茯苓、甘草健运脾胃，实土御木。诸药相配，共奏疏肝解郁、理气和中、益肾助阳之功。
- 📋 主治：适用于肝郁不舒型阳痿。症见阳痿不举，情绪抑郁或烦躁易怒，胸脘不适，胁肋胀闷，食少便溏，苔薄，脉弦。有情志所伤病史。
- ➕ 加减：另可加香附、川楝子、枳壳理气调肝；补骨脂、菟丝子、枸杞子补益肝肾。

有梦而遗精者，称为梦遗；无梦而遗精，甚至清醒时精液自出者，称为滑精。本病病位主要在肾和心，并与肝、脾密切相关。病机主要是君相火旺，扰动精室；湿热痰火下注，扰动精室；劳伤心脾，气不摄精；肾精亏虚，精关不固。治疗应结合脏腑，分虚实而治，实证以清泄为主，心病者兼用安神；虚证以补涩为主，属肾虚不固者，补肾固精；劳伤心脾者，益气摄精。平时应注意调摄心神，排除杂念，以持心为先，同时应节制房事，戒除手淫。

程氏萆薢分清饮

导湿理脾，清热利湿，分清别浊。

- 🎵 **方歌**：程氏萆薢分清饮，黄柏茯苓术丹参，莲子菖蒲及车前，清热利湿淋浊分。

- 🎋 **组成**：川萆薢6克，黄柏（炒褐色）、石菖蒲各15克，茯苓、白术各3克，莲子心2.1克，丹参、车前子各4.5克。

- ☕ **用法**：水煎服。

- 📖 **方解**：方中萆薢、黄柏、茯苓、车前子清热利湿，莲子心、丹参、石菖蒲清心安神，白术健脾利湿。

- 📋 **主治**：适用于湿热下注型遗精。症见遗精频作，或有梦或无梦，或尿时有少量精液外流，小便热赤浑浊，或尿涩不爽，口苦或渴，心烦少寐，口舌生疮，大便溏臭，或见脘腹痞闷，恶心，苔黄腻，脉濡数。

- ➕ **加减**：若饮食不节，醇酒厚味损伤脾胃，酿痰化热，宜清热化痰，可用苍白二陈汤加黄柏；若湿热流注肝之经脉者，宜苦泄厥阴，用龙胆泻肝汤清热利湿；精中带血，又称血精，可加白茅根、炒蒲黄等清热凉血止血；若患者尿时不爽，少腹及阴部作胀不适，为病久夹有瘀热之症，可加虎杖、败酱草、赤芍、川牛膝等以化瘀清热。

【方源】
清代程国彭
《医学心悟》

183

妙香散

补气宁神，行气开郁。

【方源】
宋代陈师文
《太平惠民和
剂局方》

💫 **方歌：** 妙香山药与参芪，甘桔二茯远志随，少佐朱砂木香麝，惊悸郁结梦中遗。

🌿 **组成：** 麝香(别研)3克，木香(煨)75克，山药(姜汁炙)、茯神(去皮、木)、茯苓(去皮，不焙)、黄芪、远志(去心，炒)各30克，人参、桔梗、甘草(炙)各15克，朱砂(别研)9克。

🥄 **用法：** 上为细末。每服6克，温酒调服，不拘时候。

💊 **方解：** 方中人参、黄芪益气以生精，山药、茯苓扶脾，远志、朱砂清心安神，木香理气，桔梗升清，麝香开窍，甘草调和诸药。全方合用，使气充神守，遗精自愈。

📋 **主治：** 适用于劳伤心脾型遗精。症见劳累则遗精，心悸不宁，失眠健忘，面色萎黄，四肢困倦，食少便溏，舌淡、苔薄白，脉细弱。

➕ **加减：** 若中气不升，可加升麻、柴胡，或改用补中益气汤以升提中气。

五子衍宗丸

添精补髓，疏利肾气。

【方源】
清代
《清太医院
配方》
（验方）

💫 **方歌：** 五子衍宗菟车前，覆盆枸杞五味全，再加熟地泽茯苓，山萸山药炼蜜团。

🌿 **组成：** 菟丝子、车前子、覆盆子、枸杞子、五味子各15克，熟地黄24克，茯苓、泽泻各90克，山茱萸、山药各120克。

🥄 **用法：** 上药共研细末，炼蜜为丸。每服9克，日服2次，温开水或淡盐汤送下，冬月酒送服。

💊 **方解：** 其中枸杞子、覆盆子、菟丝子补肾养阴，填精益髓；五味子滋肾涩精、振奋肾阳；车前子利水滋阴，其性润通，制其他滋补药之黏腻，使之补而不滞；本方未更其名，又加入了六味地黄丸去性味苦寒之牡丹皮，滋阴补肾，收敛元气之力大增，与诸子生发之气相合，当有种子衍宗之能。肾主骨生髓，其华在发，故本方亦有强壮筋骨，乌须发的作用。

📋 **主治：** 肾虚遗精、阳痿早泄、小便后余沥不尽、久不生育及气血两虚、须发早白。

➕ **加减：** 本方加鹿角胶、龟甲胶效果更好；本方加鹿茸、桑螵蛸，对精虫异常，成活率不高者确有疗效。

金锁固精丸

- 🎵 方歌：金锁固精芡莲须，龙骨蒺藜牡蛎需，莲须糊丸盐酒下，涩精秘气滑遗无。

- 📋 组成：沙苑蒺藜（炒）、芡实（蒸）、莲须各60克，龙骨（酥炙）、牡蛎（盐水煮一日一夜，煅粉）各30克。

- 🥣 用法：上药共研细末，莲子粉煮糊为丸，如梧桐子大。每次服9克，用淡盐汤或温开水送下。

- 📖 方解：方中沙苑蒺藜补肾涩精；莲子、芡实清心固肾，培补脾土；莲须、煅龙骨、煅牡蛎性涩收敛，专以涩精为用。综观全方，既可涩精液之外泄，又能补肾精之不足，补涩同用，标本兼顾，共奏固肾涩精之功。但本方毕竟是以固涩为主，若遗精滑泄已止，便需用补肾之品，补虚固肾以治其本。

- 📋 主治：遗精滑泄、腰酸耳鸣、神疲乏力、四肢酸软、舌淡苔白、脉细弱者。

- ➕ 加减：若见尿频、畏寒、脉沉弱而偏于肾阳虚者，加补骨脂、山茱萸。

- ⏩ 附记：若因湿热下注，或相火偏旺而遗精者，忌用。

【方源】

清代汪昂
《医方集解》

固真丸

- 🎵 方歌：固真丸中用菟丝，牡蛎茯苓与金樱，研末为丸温酒下，补肾固精疗效高。

- 📋 组成：菟丝子500克，牡蛎（煅）、金樱子、茯苓各120克。

- 🥣 用法：上药共研细末，为丸。每服9克，日服2次，温酒或盐开水送下。亦可改用饮片作汤剂水煎服，各药用量按常规剂量酌定。

- 📖 方解：方用菟丝子、茯苓补肾健脾，配以金樱子、牡蛎收敛固精。合而用之，共奏补肾固精之功。

- 📋 主治：肾虚遗精、滑精、腰膝酸软、面白少华、苔白舌淡、脉细弱者。

- ➕ 加减：若见头昏、耳鸣、舌红、脉细数等阴虚证，加知母、黄柏、牡丹皮、地黄；畏寒肢冷等阳虚证，加补骨脂、家韭子、鹿角胶、芡实。

【方源】

明代张介宾
《景岳全书》

精浊

精浊是尿道口常有精液溢出的生殖系炎症性疾病。其特点是尿频、尿急、尿痛，尿道口常有精液溢出，并伴有会阴部、腰骶部、耻骨上区等部隐痛不适等。中医认为，本病主要病机为湿热壅滞、气血瘀滞、阴虚火旺或肾阳虚损，本虚标实。湿热蕴结证，治宜清热利湿；气滞血瘀证，治宜活血祛瘀行气；阴虚火旺证，治宜滋阴降火；肾阳虚损证，治宜温肾固精。

五淋散

清热凉血，和血通淋。

【方源】
宋代陈师文
《太平惠民和
剂局方》

- 🖐 **方歌**：五淋散中赤茯苓，当归栀草赤芍药，清热通淋兼和血，下焦湿热此方施。

- 📋 **组成**：赤茯苓18克，当归、生甘草各15克，赤芍、栀子各60克。

- 😋 **用法**：上药共研细末。每次用6克，水煎服。亦可用饮片作汤剂水煎服，各药用量按常规剂量酌减。

- 📖 **方解**：本方主要用于治疗热淋、血淋、石淋日久，兼血虚萎黄之证。故方用栀子、甘草清热解毒，赤茯苓利水通淋，当归、赤芍凉血和血。综观全方，集清、利、和于一方，标本兼顾，扶正祛邪，共达清热凉血，和血通淋之功。用之临床，颇有效验。

- 📝 **主治**：热淋、血淋、舌淡脉细者。

- ➕ **加减**：若见血尿较明显，加白茅根、小蓟；热象较明显，加金银花、紫花地丁、车前草；腹胀便秘者，加枳实、大黄；小腹坠胀者，加川楝子、乌药；结石盘踞日久者，加金钱草、海金砂、石韦；血虚较明显，加白芍、阿胶等。

利水通淋汤

- 方歌：利水通淋栀子苓，归芍芩柏生地通，泽泻滑石车前子，滑石膝草银花金。
- 组成：栀子、茯苓、白芍、黄柏、黄芩、生地黄、泽泻各12克，当归、木通、甘草各10克，车前子、滑石、牛膝、金银花各20克。
- 用法：水煎服，每日1剂，早、晚各服1次。
- 方解：方用栀子、黄芩、黄柏、金银花、甘草清热解毒；配以木通、车前子、泽泻、滑石、茯苓利水通淋；当归、白芍、生地黄活血养血凉血柔肝；牛膝引热下行，兼活血散瘀；甘草调和诸药。诸药合用，共奏清热解毒、利水通淋之功。
- 主治：前列腺炎。

【方源】
李宝顺
《名医名方录》
（第三辑）

黄芪甘草汤

益气升阳，固本补元。

- 方歌：黄芪甘草仅两味，益气升阳本元固，排尿茎痛如刀割，无论久暂总属虚。
- 组成：黄芪120克，甘草30克。
- 用法：水煎服，每日1剂，日服3次。
- 方解：方用黄芪补气益元，佐以甘草通淋止痛。
- 主治：排尿时茎中疼痛如刀割，不论年深日久均可用之。
- 加减：临床应用，应随症加减。
- 附记：脘腹满胀者慎用，气实者忌用。

【方源】
清代王清任
《医林改错》

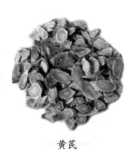
黄芪

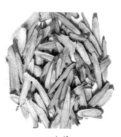
甘草

前列腺汤

清热解毒，活血凉血，利水通淋。

【方源】
《治验百病良方》
（张存悌方）

方歌：前列腺汤酱公英，草柏泽膝车前芍，桃红参皮苓山甲，生地甘草不留行。

组成：蒲公英、丹参、茯苓各30克，败酱草、车前子、泽泻、牛膝、赤芍、生地黄各20克，桃仁、红花、黄柏、甘草各10克，草薢、王不留行、牡丹皮、穿山甲各15克。

用法：水煎服，每日1剂，日服2～3次。

方解：方用蒲公英清热解毒；黄柏清热燥湿；丹参、桃仁、红花、王不留行、穿山甲活血化瘀，散结通络；赤芍、生地黄、牡丹皮凉血止血；败酱草、草薢、车前子、泽泻、茯苓利水通淋；牛膝引药下行；甘草解毒，并调和诸药。诸药合用，共奏清热解毒、活血凉血、利水通淋之功。

主治：慢性前列腺炎。

附记：多年应用，屡用屡验。但应当用足疗程，每疗程30天。

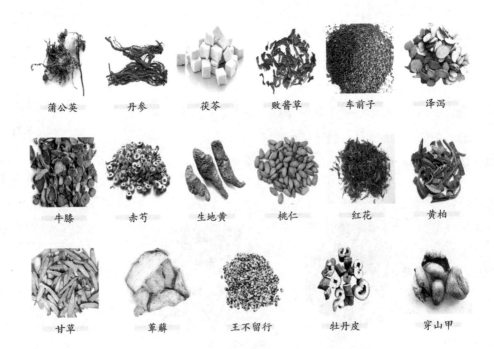

蒲公英　丹参　茯苓　败酱草　车前子　泽泻

牛膝　赤芍　生地黄　桃仁　红花　黄柏

甘草　草薢　王不留行　牡丹皮　穿山甲

生育年龄的男性结婚后，夫妇同居两年以上，配偶生殖功能正常，未避孕而配偶未受孕者，称为"不育症"。依照中医学的认识，不育症多由肾气亏虚，气血不足，湿热侵染，气血瘀滞和痰浊阻遏所致。由于肾藏精，主生殖，因而本病的发生主要责之于肾气和精血的亏损，故治疗当以补肾填精为大法，然而临证之时又可见湿热、血瘀或痰浊等证候，所以又当辩证求因，审因论治，分别施以清热利湿、活血化瘀、祛痰化浊等法。诸证消失，继施益肾填精之大法，或可自然使孕。

不育症

育精汤

补肾育精。

- 🌱 **方歌**：育精汤中何首乌，当归熟地韭菜子，菟丝覆盆淫羊藿，再加一味川牛膝。
- 📋 **组成**：制何首乌15克，韭菜子12克，当归12克，熟地黄12克，菟丝子10克，覆盆子12克，淫羊藿12克，川牛膝12克。
- 👆 **用法**：水煎服，每日1剂，日服2次。
- 💊 **方解**：方用何首乌、当归、熟地黄养血育阴，补肾生精以培生精之源；配以韭菜子、菟丝子、覆盆子、淫羊藿温肾助阳，补益肝肾以育精；川牛膝活血散瘀，且能引药入肾，直达病所。肾虚得复而精生，共达补肾育精之功。
- 📖 **主治**：男性不育症无精子者。
- ➕ **加减**：临床应用，可随症加减。
- ▶▶ **附记**：多年应用，治验颇多，疗效显著。

【方源】
《治验百病良方》

苏精汤

平补肾虚，阴阳双补。

【方源】
《上海中医药杂志》

- 方歌：苏精汤中何首乌，韭菜车前淫羊藿，龟鹿阿菟枸覆盆，精寄味贞山羊睾。
- 组成：韭菜子、车前子、淫羊藿、制何首乌、桑寄生、黄精、阿胶、龟胶、鹿胶各15克，菟丝子、枸杞子、覆盆子、五味子、女贞子各18克，山羊睾丸1具。
- 用法：水煎服，每日1剂，日服2次。
- 方解：方用何首乌、桑寄生、枸杞子、女贞子，滋肾养肝，以滋生化之源；配以韭菜子、淫羊藿、黄精、菟丝子、覆盆子、五味子益肾助阳以供生化之用；更加血肉有情之品——阿胶、龟胶、鹿胶、山羊睾丸补肾填精，更加车前子利水强肾。综观全方，本方药性平和、温而不燥、滋而不腻、补中有泄、平补肾阴肾阳，为治疗肾虚无精子之不育症的效验方。
- 主治：肾虚无精子之不育症。
- 加减：临床应用，可随症加减。
- 附记：多年应用，治验甚多，据临床观察，治愈率达80%以上。服药期间慎房事，戒烟酒，忌棉油。

五子归仙汤

益肾助阳，清利湿热。

【方源】
《男女病奇效良方》

- 方歌：五子归仙巴戟天，菟丝覆盆五味全，知柏枸杞车前子，兼清湿热补肾虚。
- 组成：五味子、覆盆子、菟丝子、枸杞子、车前子各15克，当归、巴戟天、仙茅、黄柏、知母各9克。
- 用法：水煎服，每日1剂，日服2次。
- 方解：本方主治肾虚兼见小便黄赤，阴囊潮湿等下焦湿热之无精子症。故方用当归、枸杞子养血平肝，益肾生精；配以巴戟天、仙茅、五味子、覆盆子、菟丝子温补肾阳；更加车前子、黄柏、知母清热利湿；标本兼顾，肾虚得补，湿热得清，而精子自能复生。
- 主治：肾虚不育无精子症，兼见小便黄赤、阴囊潮湿等下焦湿热者。
- 加减：临床应用，可随症加减。
- 附记：临床屡用，疗效颇佳。

益肾生精汤

- 方歌：益肾生精熟地黄，山萸茯苓淫羊藿，山药枸杞高丽参，再加丹皮炙甘草。
- 组成：山茱萸、淫羊藿各12克，熟地黄20克，茯苓15克，怀山药、枸杞子各18克，高丽参6克，牡丹皮、炙甘草各10克。
- 用法：水煎服，每日1剂，日服2次。
- 方解：本方是从六味地黄丸去泽泻，加淫羊藿、高丽参、枸杞子、炙甘草而成。为肾虚少精症而设。方用六味地黄丸去泽泻，加枸杞子滋阴补肾；配以淫羊藿、高丽参、炙甘草益肾助阳。诸药合用，共奏益肾生精之功。
- 主治：肾虚精子少之不育症。
- 加减：临床应用，可随症加减。
- 附记：临床屡用，疗效颇佳。

【方源】
《江苏中医》

益肾壮精汤

- 方歌：益肾壮精熟地黄，黄芪菟丝淫羊藿，桃红川芎当归配，活血化瘀效堪奇。
- 组成：淫羊藿、黄芪各15克，熟地黄30克，菟丝子、当归各12克，桃仁、川红花各9克，川芎6克。
- 用法：水煎服，每日1剂，日服2次。
- 方解：本方主治肾虚精亏，死精子过多症。故方用淫羊藿、菟丝子、熟地黄、黄芪益肾壮精，配以当归、桃仁、川芎、红花活血化瘀生新。诸药合用，共奏益肾壮精、活血化瘀之功。
- 主治：肾虚精亏，死精子过多症。
- 加减：临床应用，可随症加减。
- 附记：多年应用，治验甚多，疗效颇佳。

【方源】
《上海中医药杂志》

补精益肾汤

【方源】
《治验百病
良方》

- 🔖 **方歌：**补精益肾鱼鳔珠，狗肾首乌紫河车，归龟苁杜菟沙苑，淫枸苓膝补脂附。

- 🗝 **组成：**鱼鳔20克，紫河车、炙狗肾、何首乌各10克，当归、炙龟甲（先煎）、肉苁蓉、杜仲、菟丝子、沙苑子、淫羊藿各15克，枸杞子、茯苓各9克，牛膝、补骨脂各12克，附子6克。

- 🫗 **用法：**水煎服（用开水煎），每日1剂，日服3次。方中鱼鳔珠、紫河车、炙狗肾三药，共研细末，分3次冲服。

- ⊞ **方解：**方用何首乌、当归、枸杞子、炙龟甲养血滋肾；配以肉苁蓉、杜仲、菟丝子、沙苑子、淫羊藿、补骨脂、附子益肾助阳；更首选鱼鳔珠、紫河车和炙狗肾等血肉有情之品补肾生精；茯苓渗湿健脾，牛膝散瘀而导药下行，直达病所。综观全方，温而不燥，滋而不腻，共达补肾生精之效。

- 🖾 **主治：**肾虚精子成活率低和活动力迟缓所致不育症。

- ⊕ **加减：**临床应用，可随症加减。

- ▶▶ **附记：**据临床观察，用治上述不育症效果良好，但对无精子病无效。服药期间，忌房事，忌食猪肉、动物油、生冷饮食、白菜萝卜，戒烟酒。

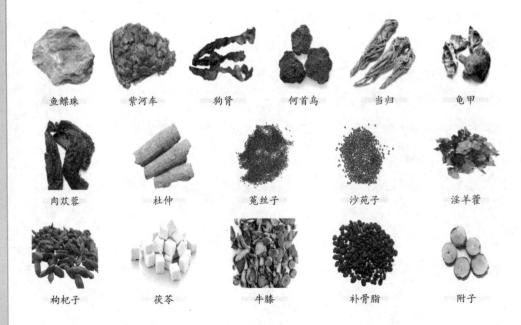

| 鱼鳔珠 | 紫河车 | 狗肾 | 何首乌 | 当归 | 龟甲 |

| 肉苁蓉 | 杜仲 | 菟丝子 | 沙苑子 | 淫羊藿 |

| 枸杞子 | 茯苓 | 牛膝 | 补骨脂 | 附子 |

精癃是指精室肥大所引起的一种常见的老年男性泌尿生殖系疾病。其特点是排尿困难和尿潴留。主要病机为老年肾气渐衰，中气虚弱，痰瘀互结水道，三焦气化失司。肺热失宣证，治宜清热宣肺；湿热下注证，治宜清热利湿；中气下陷证，治宜补中益气；肾阴亏虚证，治宜滋肾养阴；肾阳虚损证，治宜补肾温阳；气滞血瘀证，治宜活血祛瘀。

精癃

宣导通闭汤

益气升清，利水通闭。

- **方歌**：宣导通闭共七味，车前甘草黄芪倍；升麻怀膝司升降，滑石利窍淫藿配；润燥苁蓉喘杏细，尿痛公英通可贵。

- **组成**：黄芪、淫羊藿各15克，车前子30克，甘草20克，升麻7.5克，怀牛膝、滑石各25克。

- **用法**：每剂药煎4次，头煎药用水浸泡半小时后煎煮，首煎沸后，慢火煎30分钟，二煎沸后20分钟，每次煎成100毫升。2次混合一起，分2次，早晚餐后1小时服用。

- **方解**：方中黄芪为君，升气补中，助阳化气；车前子主气癃，利水道，两药一升一降，下走膀胱以行水；甘草补三焦元气，可升可降，助气化通其闭塞为佐；升麻上行，气升则水降；牛膝下行，活血通脉，以助升降之机；淫羊藿主阳痿，茎中痛，利小便，益气力；配滑石利窍，能行上下表里之湿，尿道涩痛可除。全方补气力专、升举元气，化气行水，使小便通利。

- **主治**：老年前列腺肥大。

- **加减**：凡症见小腹坠胀，时欲小便而不得出，或量少而不爽利，或小便不能控制，时有夜间遗尿，神疲倦怠等可选用本方。若大便秘结加肉苁蓉20克；尿道涩痛加蒲公英25克，木通10克；咳喘加杏仁5克，细辛5克。

【方源】
现代
《名医名方录》
（查玉明方）

化阴煎

清热养阴，利水通淋。

【方源】

明代张介宾
《景岳全书》

- ✍ 方歌：化阴煎中生熟地，猪苓泽泻怀牛膝，黄柏知母龙胆草，再加绿豆车前子。
- 🥣 组成：生地黄、熟地黄、牛膝、猪苓、泽泻、黄柏、知母各6克，绿豆9克，龙胆草4.5克，车前子3克。食盐少许。
- 🥄 用法：水煎服，每日1剂，日服2次。
- 📖 方解：方中用猪苓、泽泻、牛膝、车前子利水通淋，龙胆草清泻肝胆之湿热，配以生地黄、熟地黄滋养肾阴，知母、黄柏清泻虚火，绿豆解毒，并调和诸药。诸药合用，泻中寓补，养中有泄，共奏清热养阴、利水通淋之功。
- 🏷 主治：用于治疗湿热下注，阴虚火旺之小便癃闭或淋痛之症。
- ➕ 加减：若见腰酸痛，加续断、杜仲；面肢浮肿，加薏苡仁、防己、冬瓜皮；尿液混浊，加草薢；尿道涩痛，加石韦、萹蓄、瞿麦；血尿、蛋白尿，加阿胶、三七、龙骨、牡蛎；小腹胀痛，加川楝子、乌药、木香。

益气通关汤

益气健脾，补肾利尿。

【方源】

《治验百病良方》
（张升平方）

- ✍ 方歌：益气通关用参芪，苓术柴胡升麻随，知母肉桂冬葵子，通草甘草配石花。
- 🥣 组成：黄芪30～60克，党参15～20克，白术10克，茯苓12克，柴胡6克，升麻3～6克，知母10克，肉桂3～6克，通草3～6克，冬葵子20克，石花（地衣）10克，甘草3克。
- 🥄 用法：水煎服，每日1剂，日服2次。
- 📖 方解：方用黄芪、党参、白术、茯苓益气健脾，配以柴胡、升麻和解升提启闭，肉桂、石花补肾助阳，知母清热养阴，冬葵子清热散结，通草利尿，甘草解毒，并调和诸药。诸药合用，共奏益气健脾、补肾通关之功。
- 🏷 主治：精癃并发尿潴留。
- ➕ 加减：若舌质有瘀斑或紫暗，或前列腺坚硬，加桃仁、红花、莪术、三棱；若血压偏高，去参、术、升、柴，加钩藤、石决明、牛膝。
- ⏩ 附记：多年应用，效果满意。

第七章
DI QI ZHANG

儿科疾病特效处方

小儿食积

小儿食积是因小儿喂养不当，内伤乳食，停积胃肠，脾运失司所引起的一种小儿常见的脾胃病证。临床以不思乳食，腹胀嗳腐，大便酸臭或便秘为特征。乳食内积之实证以消食导滞为主。脾虚夹积之虚中夹实证以健脾消食，消补兼施为法，积重而脾虚轻者，宜消中兼补法；积轻而脾虚甚者，则用补中兼消法，扶正为主，消积为辅，正所谓"养正而积自除"。食积的治疗，除内服药外，推拿及外治疗法亦常运用。

厚朴消食散

消食导滞，行气消积。

【方源】
《治验百病良方》
（张介宾方）

- 方歌：厚朴消食谷麦芽，茯苓陈皮广木香，槟曲石斛灯心草，消食化积效堪夸。

- 组成：厚朴、茯苓、陈皮、广木香、槟榔、神曲、谷芽、麦芽、石斛、灯心草各适量。

- 用法：水煎服，每日1剂，日服2～3次。

- 方解：食滞病位在脾胃，且以实证居多。故方中以厚朴、木香行气宽中，陈皮、茯苓健脾和胃，槟榔消宿积，神曲、谷芽、麦芽消食化滞，石斛、灯心草养脾胃之阴以清心火。全方具有消食导滞，行气消积之功。投之可使积滞去，腑气通，则脾胃功能自复，食滞可愈。因小儿脾常不足，应中病即止，不可过剂，以免犯虚虚之戒。同时，对于积滞虽去而脾胃虚弱者，即应以健脾为法；对于虚中夹实者，则宜补而兼消，补而不过，消而勿伐，使脾胃运化功能逐渐恢复正常。故用药应随症进退。

- 主治：小儿食滞。

- 加减：若兼风寒者，加紫苏叶、荆芥；兼风热者，加金银花、连翘；兼暑湿者，加藿香、佩兰、香薷；食滞发热，加生石膏、连翘；脾虚食滞者，去厚朴、槟榔，加北条参、白术、莲子肉。

🖐 **方歌**：保赤万应天南星，朱砂六曲巴豆霜，消食化积惊痰去，药简力专效更宏。

🥄 **组成**：天南星30克，朱砂15克，六神曲15克，巴豆霜3克。

👌 **用法**：上药共研极细末。每服0.1克，日服1～2次，温开水送服。应中病即止，不可过剂。

🌱 **方解**：方用朱砂、天南星豁痰定惊，配以六神曲，巴豆霜消食导滞。合而用之，共奏消食化积、祛痰定惊之功。

📋 **主治**：小儿食滞（积），脘腹胀痛或痰多抽搐者。

⏩ **附记**：方中巴豆霜毒性较大，切勿过量。同时，药后勿食生冷、油腻及不易消化之品。凡感冒、发疹、泄泻者忌服。

保赤万应散

消食化积，祛痰定惊。

【方源】
现代
《全国中药成药
处方集》

🖐 **方歌**：小儿四症香苏陈，厚藿苓术麦苍花，泽楂猪夏芷滑桔，砂仁神曲琥珀投。

🥄 **组成**：木香6克，紫苏叶45克，陈皮、厚朴（姜制）、藿香、白术（麸炒）、茯苓（去皮）、炒麦芽、炒苍术各30克，天花粉、泽泻、山楂、猪苓、半夏、神曲各22.5克，白芷、桔梗、滑石、砂仁、琥珀面各15克。

👌 **用法**：上药共研细末，炼蜜为丸，朱砂为衣。每服3克，日服2次，温开水送服。

🌱 **方解**：本方主要为食积湿滞，或受寒伤食，运化失健所致的消化不良、呕吐泄泻、脘腹痞满之证而设。故方用紫苏叶、藿香、白芷发散风寒，麦芽、神曲、山楂消化食积，厚补、陈皮、木香、砂仁理气除胀，苍术、白术、茯苓健脾除湿止泻，更佐以泽泻、滑石、猪苓利小便而实大便，天花粉养阴生津，半夏散痞，朱砂、琥珀宁神定惊。诸药合用，可使外邪除，食积消，气机利，运化复，四者兼顾，共奏消食健脾、理气化湿之功效。

📋 **主治**：小儿停食积滞、消化不良、脘腹胀痛、呕吐泄泻、小便不利，或感受风寒、身热头痛、腹痛腹泻、烦躁不宁、苔白腻者。

小儿四症丸

消食健脾，理气化湿。

【方源】
现代
《全国中药成药
处方集》

小儿厌食

小儿厌食指小儿较长时期不思进食，厌恶摄食的一种病症。好发于1～6岁的小儿。本病治疗，以脾健不在补贵在运为原则。宜以轻清之剂解脾气之困，拨清灵脏气以恢复转运之机，俾使脾胃调和，脾运复健，则胃纳自开。脾运失健证固当以运脾开胃为主治。若是脾胃气虚证，亦当注意健脾益气而不壅补碍胃，同时佐以助运开胃之品；若是脾胃阴虚证，亦当注意益阴养胃而不滋腻碍脾，同时适加助运开胃之品。在药物治疗同时应注重饮食调养，纠正不良的饮食习惯，才能取效。

异功散加味

益气健脾，行气化滞。

【方源】
宋代钱乙
《小儿药证直诀》

- **方歌**：苓术参甘四味同，方名君子取谦冲；增来陈夏痰涎涤，再入香砂痞满通。水谷精微阴以化，阳和布护气斯充。若删半夏六君内，钱氏书中有异功。

- **组成**：即四君子汤加陈皮各等分（各6克）。

- **用法**：水煎服，用量按原方比例，酌情增减。

- **方解**：方中党参、茯苓、白术、甘草健脾益气，佐以陈皮理气助运、焦神曲消食助运。

- **主治**：症见不思进食，食不知味，食量减少，形体偏瘦，面色少华，精神欠振，或有大便溏薄夹不消化物，舌质淡、苔薄白。

- **加减**：舌苔白腻，加苍术、白扁豆燥湿助运；脘腹作胀，加木香、香附理气助运；大便稀溏，加煨姜、益智仁温运脾阳；水谷不化，加山药、焦山楂健脾化食；多汗易感冒，加黄芪、防风固护卫表。

养胃增液汤加减

- **方歌：** 养胃增液汤石斛，乌梅沙参配玉竹；白芍甘草共成剂，胃阴不足可煎服。
- **组成：** 石斛、乌梅、北沙参、玉竹、甘草、白芍、香橼皮、谷芽、麦芽（原书未注明用量）。
- **用法：** 水煎服。
- **方解：** 方中沙参、石斛、玉竹滋脾养胃，乌梅、白芍、甘草酸甘化阴。佐以香橼皮理气助运而不过于温燥，谷芽、麦芽和中开胃而不过于消削。
- **主治：** 症见不思进食，食少饮多，口舌干燥，大便偏干，小便色黄，面黄少华，皮肤失润，舌红少津、苔少或花剥，脉细数。
- **加减：** 脾气薄弱，加山药、白扁豆补益气阴；口渴引饮，加天花粉、芦根生津止渴；大便秘结，加火麻仁、瓜蒌仁润肠通便；阴虚内热，加牡丹皮、知母养阴清热；夜寐不宁，加酸枣仁、莲子心宁心安神。

【方源】
近代
《中医儿科学》

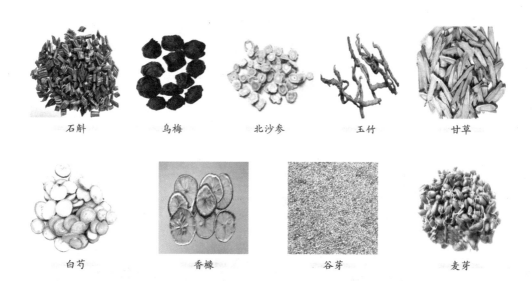

| 石斛 | 乌梅 | 北沙参 | 玉竹 | 甘草 |

| 白芍 | 香橼 | 谷芽 | 麦芽 |

小儿疳积

小儿疳积是由于小儿喂养不当，或其他疾病的影响，致使脾胃功能受损，气液耗伤而逐渐形成的一种慢性病证。临床以形体消瘦，饮食异常，面黄发枯，精神萎靡或烦躁不安为特征。本病发病无明显季节性，5 岁以下小儿多见。古代疳证被列为儿科四大要证之一。

启脾散

健脾消积。

【方源】
清代张秉成
《成方便读》

- 方歌：启脾散中五谷虫，人参白术莲子肉，陈皮砂仁山楂炭，健脾消积疗效佳。
- 组成：人参、制白术、莲子肉各 90 克，山楂炭、五谷虫炭各 60 克，陈皮、砂仁各 30 克。
- 用法：上药共研细末。每次服 6 克，温开水送服。也可改用饮片作汤剂水煎服，各药用量按常规剂量酌定。
- 方解：方用人参、白术、莲子肉益气健脾，配以山楂、陈皮、五谷虫、砂仁消食醒脾。诸药合用，共奏健脾消积之功。
- 主治：因病致虚，食少形羸，将成疳疾；或禀赋素亏，脾胃虚弱，常易生病者。
- 加减：临床应用，可随症加减。

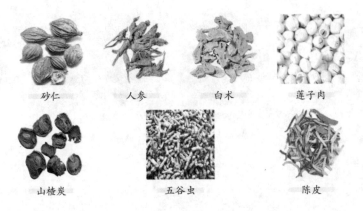

砂仁　　　人参　　　白术　　　莲子肉

山楂炭　　　五谷虫　　　陈皮

鸡肝散

- 😊 **方歌**：鸡肝散中胡黄连，肉果雷丸夜明砂，石决鸡肝使君肉，芙蓉叶入除疳良。
- 🍃 **组成**：胡黄连、白雷丸、使君子肉各6克，芙蓉叶15克，肉果（煨）3克，夜明砂4.5克，石决明（煅）9克，鸡肝1具。
- 😊 **用法**：先用酒酿1杯，将鸡肝打烂，另将其余药物研成细末，两者拌和后晒干，再砂成细末。每服6～9克，日服2次，开水送下。
- 📊 **方解**：方用使君子肉、雷丸驱虫，石决明、夜明砂清肝明目，胡黄连养阴清热，芙蓉叶清热解毒，更用鸡肝补脏养肝明目。综观全方，扶正祛邪，标本兼顾，共达养肝清热、除疳明目之效。
- 📋 **主治**：小儿疳积。症见腹大泄泻、面黄肌瘦、双目干涩、久而成盲者。

【方源】

清代

《胡庆余堂丸散膏丹全集》

小儿调胃散

- 😊 **方歌**：小儿调胃山药曲，半夏藿香炒枳壳，谷麦二芽香陈皮，消食化积病可痊。
- 🍃 **组成**：炒山药、建曲各18克，半夏15克，藿香、炒枳壳各12克，炒谷芽、炒麦芽、陈皮各10克，木香6克。
- 😊 **用法**：上药共研细末。3～6岁每次服1.5克，3岁以下每次1克，加白糖水调服，久服乃效。
- 📊 **方解**：方用炒山药、建曲、炒谷芽、炒麦芽消食健脾，藿香芳香化浊醒脾，枳壳、陈皮、木香、半夏理气和胃，化积消胀。诸药合用，共奏健脾调胃，消食化积之功。
- 📋 **主治**：小儿疳证轻症（积热较轻者）。

【方源】

张奇文

《幼科条辨》

（周凤梧方）

健脾和胃，消食利水。

【方源】
龚志贤
《龚志贤临床经验集》

方歌：疳积汤中鸡矢藤，鱼鳅侧耳隔山橇，再加一味车前草，健脾消积利水功。

组成：鸡矢藤、鱼鳅串、侧耳根、隔山橇、车前草各30克。

用法：水煎服，每日1剂，日服2次。

方解：此方有健脾消积利水之功。方中鸡矢藤性味酸甘平，消食导滞；鱼鳅串（马兰）性味辛微苦，除湿利水，消食积腹胀；侧耳根（鱼腥草）辛寒，去食积，补虚弱，消腹胀；隔山橇（隔山消、隔山锹）甘苦平，养阴补虚，健脾消食；更加车前草利水通淋。

主治：小儿疳积。

加减：大便溏泻者，加石菖蒲10克，灯心草15克；小便清长者，去车前草。

附记：屡投屡效。

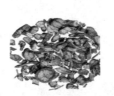
鸡矢藤

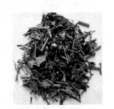
鱼鳅串

侧耳根

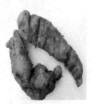
隔山橇

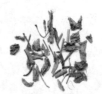
车前草

小儿腹泻又称"小儿消化不良"，是以大便次数增多、粪质清稀或如水样为主症的消化道疾病。2岁以下婴幼儿多见，年龄愈小发病率愈高。属中医"泄泻"范畴，多由感受外邪，内伤饮食，脾胃虚弱所致。外受风寒，餐具食物不洁，喂养冷热不调，乳食无度，过食肥腻或生冷瓜果，突然断奶等造成小儿胃肠功能紊乱，从而引起泄泻。治疗以运脾化湿为基本法则，积极调养，可以减少并发症，加快康复，避免导致小儿发育不良及其他不良后果。

小儿腹泻

理脾固肠汤

理脾固肠。

- **方歌**：理脾固肠用党参，芡实诃子炒白术，苓陈山药葛根煨，乌梅扁豆焦神曲。

- **组成**：炒党参、芡实肉各9克，炒白术、煨诃子、茯苓各6克，煨葛根、陈皮各5克，土炒山药、焦神曲各12克，炙乌梅8克，白扁豆10克。

- **用法**：水煎服，每日1剂，日服3次。亦可将上药共研细末，6个月以内小儿服1.5克，7个月至1岁小儿服3克，每增1岁增服3克，按年龄递增。

- **方解**：小儿久泻，多因小儿饮食不节，冷暖失调，或感受外邪，致使脾失健运而成。故方中用党参、白术、茯苓、山药、白扁豆补气健脾，诃子、芡实固肠止泻，陈皮、神曲理气消食，能调节脾胃消化功能，葛根、乌梅止泻生津。诸药合用，共奏理脾固肠之效。

- **主治**：小儿久泻。

- **附记**：①服用本方，能标本兼顾，临床见效快，疗程短，且未发现任何不良反应，尤对2周岁以上儿童疗效更捷。②因小儿久泻多为脾虚，故在服药期间无须禁食，并需适当增加营养。如脱水，电解质紊乱，酸碱平衡失调者，给予补液，纠正酸碱平衡失调。

【方源】
《治验百病良方》
（何佳音方）

益黄散

温中理气，涩肠止泻。

【方源】
宋代钱乙
《小儿药证
直诀》

- 🎵 方歌：益黄散中用陈皮，丁香诃子小青皮，再加一味炙甘草，温中涩肠止泻灵。
- 💊 组成：陈皮30克，丁香6克，诃子（炮）、青皮、炙甘草各15克。
- 🍵 用法：上药共研为粗末。每服4.5克，水煎，食前服。
- 💡 方解：方中丁香、炙甘草温中，陈皮、青皮理气健脾，诃子涩肠。综观全方，可温散寒邪，健运中州，固涩滑泄三法于一方。共奏温中理气、涩肠止泻之功。
- 📋 主治：小儿脾胃虚寒、腹痛泻痢、不思乳食、身无发热、泻物清稀、呕吐脘胀、神疲面黄、腹大身瘦者。
- ➕ 加减：若见虚寒较甚，加炮姜、肉桂；腹泻次数较多，加白术、茯苓、薏苡仁、白扁豆；食积停滞，加山楂、六曲；呕吐，加半夏、生姜。
- ⏩ 附记：凡湿热泻痢，热毒泻痢者忌用。

六神散

益气健脾。

【方源】
宋代陈无择
《三因极一
病证方论》

- 🎵 方歌：六神散中用人参，茯苓白术炒扁豆，再加甘草炒山药，益气健脾泻可止。
- 💊 组成：人参、炒山药、白术、甘草、茯苓、炒白扁豆各等分。
- 🍵 用法：上药共研为粗末。小儿每服3克，成人9克，加生姜2片，大枣1枚，水煎服。日服2次。或改用饮片作汤剂水煎服，各药用量按常规剂量酌定。
- 💡 方解：方用四君子汤合山药、白扁豆益气健脾，且药性平和，投之多效。
- 📋 主治：婴幼儿腹泻。症见食少便溏，神倦乏力，面色苍白，舌淡苔薄，脉软者。
- ➕ 加减：若病情不甚，方中人参可改用党参；虚寒明显，加附子、干姜；腹中冷痛，加乌药、炮姜；纳少、脘胀，加砂仁、木香；兼有消化不良，加焦山楂，炒麦芽。
- ⏩ 附记：若因饮食过量引起的消化不良、口臭、舌苔黄腻，及因饮食不洁所致肠炎、痢疾，均非本方所宜。

小儿惊风是小儿时期常见的一种急重病证，以临床出现抽搐、昏迷为主要特征。又称"惊厥"，俗名"抽风"。任何季节均可发生，一般以 1～5 岁的小儿为多见，年龄越小，发病率越高。其证情往往比较凶险，变化迅速，威胁小儿生命。所以，古代医家认为惊风是一种恶候。由于惊风的发病有急有缓，证候表现有虚有实，有寒有热，故临证常将惊风分为急惊风和慢惊风。凡起病急暴，属阳属实者，统称急惊风；凡病势缓慢，属阴属虚者，统称慢惊风。

小儿惊风

急风汤

祛风清热，清滞化痰，镇惊安神；平肝息风。

📖 **方歌**：急风汤中用桑菊，银翘钩藤鲜石斛，莲茹玄参龙胆草，竹叶苇根生石膏。

💊 **组成**：冬桑叶、杭菊花、金银花、带心连翘、钩藤、玄参、淡竹叶、鲜石斛、竹茹、莲子心各 10 克，龙胆草 1.5 克，生石膏粉 15 克，鲜苇根 30 克，另用牛黄清心丸（安宫牛黄丸更好）一粒。

🖐 **用法**：上药加水浓煎，代茶频饮。先用开水少许，兑入姜汁 3 滴，将丸化开，再兑开水适量，缓缓灌服。一岁以内小儿分 3 次服，一岁以上小儿分 2 次服。

💧 **方解**：方用桑叶、菊花、钩藤气味甘寒，清透风热，平肝息风；龙胆草气味苦寒，专解肝胆热毒；金银花、连翘、竹叶、竹茹、莲心气味辛甘苦寒，清心肺之热；配辛甘大寒之石膏等清肺胃燥热；更佐芦根、玄参、石斛以濡养胃阴滋水涵木，生津润燥。诸药相合，共奏祛风清热，平肝镇惊之功，令其热清而风熄，其病自愈。牛黄清心（安宫牛黄）丸清热解毒、开窍安神。

📋 **主治**：急惊风。症见小儿突然面红耳赤、目睛窜视、口眼㖞斜、肢体抽搐挈搦、痰哽喉中、气闭吐沫。

⏩ **附记**：先用推拿法急救，以开其闭。医者以左手扶住儿后脑，再以右拇指按在患儿天突穴上，突然用力一推，儿即应手咳呛一声，痰随咳动而气自转，其挈搦自平。

【方源】

张梦侬

《临症会要》

猴枣散

清热镇惊消痰。

【方源】
现代郑显庭
《丸散膏丹集成》

🖐 方歌：猴枣散中用沉香，半夏川贝与朱砂，再加一味天竺黄，清热镇惊兼消痰。

🌿 组成：猴枣、朱砂各 0.9 克，半夏、沉香、川贝母各 6 克，天竺黄 4.5 克。

✋ 用法：上药共研极细末。每服 0.3 ~ 0.6 克，每日 1 次，开水送服。

📊 方解：方用猴枣、天竺黄清热化痰定惊，配以半夏、川贝化痰，沉香、朱砂镇惊。合而用之，共奏清热镇惊消痰之功。

📋 主治：小儿痰热惊风。症见突然昏厥，痰多气急，咳喘，面红，舌赤，脉弦滑而数，苔黄。

⏩ 附记：本方性味寒凉，为祛热痰之要药。故症见痰色清稀、畏寒、舌淡胖、脉沉细滑等寒痰征象者，不宜应用。

千金散

祛风止痉，豁痰定惊。

【方源】
明代龚廷贤
《寿世保元》

🖐 方歌：千金散中白僵蚕，全蝎天麻与朱砂，牛黄冰片黄连入，再加胆星生甘草。

🌿 组成：全蝎、白僵蚕、胆星、甘草各 0.9 克，朱砂、天麻各 1.3 克，冰片 0.6 克，牛黄 0.18 克，黄连 1.2 克。

✋ 用法：上药共研细末。每服 0.15 ~ 0.2 克，日服 3 ~ 5 次。

📊 方解：方用全蝎、僵蚕、天麻、胆星息风止痉，配以牛黄、黄连、朱砂、冰片清心定惊。合而用之，具有较强的止痉定惊之功。

📋 主治：小儿急惊风。症见抽搐烦躁，痰多气喘，神昏发热，虎口脉纹青紫者。

⏩ 附记：脾肾虚寒之慢惊风，不宜用。

- 方歌：可保立苏骨脂枣，术归芍药参芪草，山萸枸杞水煎服，一个核桃带壳捣。
- 组成：黄芪、党参、白术、白芍、补骨脂各12克，当归、酸枣仁、山茱萸、枸杞子、胡桃肉各9克，炙甘草6克。
- 用法：水煎服，每日1剂，2次分服。
- 方解：方中黄芪补气，参术益气健脾，当归、白芍养血，山茱萸、枸杞子、补骨脂、核桃益肾，酸枣仁安神镇惊，甘草和中。诸药合用，共奏补益气血、温养脾肾之功。
- 主治：小儿慢惊风。症见气血亏损，似抽非抽，似搐非搐，皮肤干燥，筋脉拘急，屈伸不利，面色苍白，昏睡露睛或冷汗淋漓、舌质淡、苔白者。

可保立苏汤

益气补血，温养脾肾。

【方源】
清代王清任
《医林改错》

- 方歌：逐寒荡惊用炮姜，胡椒肉桂与丁香，灶心黄土煎汤服，温开痰闭可回阳。
- 组成：胡椒（打）、炮姜、肉桂各3克，丁香10粒。
- 用法：用灶心黄土(伏龙肝)150克，煎汤代水煎药，频频饮服。
- 方解：慢惊风多因脾胃亏虚，阴寒内盛，阳气衰微而成。故方中用大辛大热之炮姜发表散寒，温中止呕，消痰下气；肉桂暖脾胃，除积冷，通血脉；丁香温中降逆，芳香化浊；胡椒温化寒痰，止呕止泻；伏龙肝温中和胃，降逆止呕。本方集中了辛热药物，有破阴回阳，温开痰闭之殊功，只要药证合拍，便能挽救垂危之证。
- 主治：慢惊风，症见面色青白、口鼻气冷、昏睡露睛、痰声辘辘、口噤不开、呕吐不纳、二便清稀、委顿肢冷、奄奄一息，或角弓反张、手足瘛疭，或汗出如洗，或囟门下陷等虚寒危象毕露者。
- 加减：若脾胃虚弱明显者，加人参、白术以健运中州；抽搐较严重者，加全蝎、蜈蚣以息风止痉。

逐寒荡惊汤

破阴回阳，温开痰闭。

【方源】
清代庄曥
《福幼编》

小儿水肿

小儿水肿是指体内水液潴留，泛溢肌肤，引起面目、四肢甚至全身浮肿，小便短少的一种常见病证，好发于2～7岁的儿童。根据其临床表现分为阳水和阴水。阳水发病较急，若治疗及时，调护得当，易于康复，预后一般良好；阴水起病缓慢，病程较长，容易反复发作，迁延难愈。

真武汤

温阳利水。

【方源】
汉代张仲景
《伤寒论》

- 方歌：真武汤壮肾中阳，茯苓术芍附生姜，少阴腹痛有水气，悸眩瞤惕保安康。
- 组成：附子、茯苓、白芍、生姜各9克，白术6克。
- 用法：水煎服。
- 方解：方中附子温肾壮阳以化气行水，白术、茯苓健脾利水，白芍、生姜和营温中。
- 主治：小儿水肿。症见全身浮肿，以腰腹下肢为甚，按之深陷难起，畏寒肢冷，面白无华，神倦乏力，小便少，大便溏，舌淡胖、苔白滑，脉沉细。
- 加减：偏于脾阳虚者，加苍术、党参、干姜温阳助运；偏于肾阳虚者，加淫羊藿、肉桂温肾壮阳；神疲气短乏力，加党参、黄芪补气益肾健脾；水肿较甚，尿少，加猪苓、泽泻、大腹皮、桂枝化气利水；久病夹瘀，加丹参、水蛭活血化瘀。

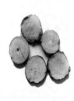
附子

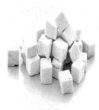
茯苓

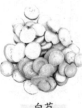
白芍

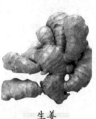
生姜

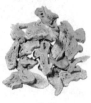
白术

🎵 方歌：五皮饮用五种皮，苓腹陈姜桑白齐，利水消肿理健脾，
　　脾虚湿滞皮水医。

✋ 组成：陈皮、桑白皮、大腹皮各 9 克，茯苓皮 24 克，生姜皮
　　6 克。

👋 用法：水煎服。

📖 方解：桑白皮、生姜皮、大腹皮、茯苓皮利水消肿，陈皮理
　　气和中。

📋 主治：全身水肿，胸腹胀满，小便不利等。

➕ 加减：高热口渴加生石膏、知母清热生津，大便干结加大黄
　　泄热通腑，皮肤疮毒加苦参、白鲜皮清热解毒，小便灼热短
　　黄加黄柏、车前子清下焦湿热以利尿，尿血加大蓟、小蓟，
　　并服琥珀粉，以清热凉血止血。

五皮饮

行气化湿，利水消肿。

【方源】
《华氏中藏经》

🎵 方歌：肠中有水口带干，腹里为肠按部观，椒己苈黄皆一两，
　　蜜丸饮服日三餐。

✋ 组成：防己、椒目、葶苈子（熬）、大黄各 14 克。

👋 用法：上四味药，为末，蜜丸，如梧桐子大。空腹时服 1 丸，
　　日 3 服，渐稍增。口中有津液。

📖 方解：方中防己清湿热而利大小便；椒目利水而化饮，消除
　　胀满；葶苈子通调水道，利水消肿，破坚逐饮；大黄泻热通便。
　　以蜜为丸，益中气，缓和药性，导饮而不伤正，并调和诸药。

📋 主治：水饮停积，走于肠道，辘辘有声，腹满便秘，口舌干燥，
　　脉沉弦。

➕ 加减：若口渴因于水气阻结而津不上承者，加芒硝，以软坚
　　散结消水；若肠鸣明显者，加茯苓、桂枝，以通阳利湿；若
　　腹胀者，加厚朴、枳实，以行气导滞等。

⏩ 附记：阳虚水肿证，脾胃虚寒证，慎用本方。

己椒苈黄丸

攻逐水饮。

【方源】
汉代张仲景
《金匮要略》

209

小儿遗尿

小儿遗尿又称"夜尿"，是指3周岁以后不能控制排尿，又无神经系统或泌尿生殖系统器质性病变，临床上没有排尿困难或剩余尿，尿液检查正常，而在夜间入睡后产生无意识排尿。中医认为本证主要是肾气不足，膀胱不能制约小便所致。本病治疗，虚证以温肾固涩，健脾补肺为主；实证以泻肝清热利湿为主。

遗尿汤

益气补肾，固涩止遗。

【方源】
《治验百病良方》
（时毓民方）

- 🌿 **方歌**：遗尿汤中桑螵蛸，黄芪党参补骨脂。蚕茧菟丝金樱子，再加覆盆炙甘草。

- ⚗️ **组成**：党参、菟丝子各12克，蚕茧10只，补骨脂、金樱子、覆盆子各9克，炙甘草4.5克，桑螵蛸、黄芪各15克。

- 🥣 **用法**：上药水煎浓缩，加白糖适量，制成每剂40毫升，每日早、晚各服20毫升。

- 🩸 **方解**：方中以党参、黄芪、炙甘草益气；菟丝子、补骨脂补肾壮阳；金樱子、覆盆子、桑螵蛸固精缩尿；蚕茧有止渴，治小便过多之功。合而用之，共奏益气补肾、固涩止遗之功。

- 🗒 **主治**：小儿遗尿症。

- ➕ **加减**：若睡眠过深，不易唤醒，加生麻黄9克，或石菖蒲9克，炙远志4.5克；兼有阴虚者，加当归9克，五味子4.5克；舌质淡有阳虚者，加肉桂3～4.5克。

- ▶▶ **附记**：生麻黄具有兴奋中枢神经系统的作用。每剂用生麻黄9克，未发现心悸、多汗、失眠等不良反应。

- 方歌：缩泉丸治小便频，膀胱虚寒遗尿斟，乌药益智各等分，山药糊丸效更珍。

- 组成：乌药、益智仁等分。

- 用法：乌药、益智仁两味药物为末，酒制山药末糊丸。

- 方解：益智仁温补脾肾，固精气，缩小便；乌药调气散寒，除膀胱肾间冷气，止小便频数；山药健脾补肾，固涩精气。三药合用，温肾祛寒，使下焦得温而寒去，则膀胱之气复常，约束有权，溺频遗尿可痊愈。

- 主治：小儿遗尿症。

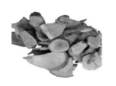
乌药

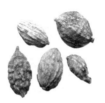
益智仁

缩泉丸

温肾祛寒，缩尿止遗。

【方源】

宋代陈自明

《校注妇人良方》

- 方歌：五味菟丝肉苁蓉，牡蛎附子内金服，肾气不足夜遗尿，温补肾阳固涩止。

- 组成：菟丝子（酒浸3日，晒干，别捣为末）、肉苁蓉（酒浸一宿，刮去粗皮，炙干用）、鸡内金（微炙）各60克，牡蛎（烧为粉）、附子（炮裂，去皮、脐）、五味子各30克。

- 用法：上药捣细罗为散，每于空腹时用粥饮调下6克。

- 方解：菟丝子、肉苁蓉、附子温补肾阳，五味子、牡蛎益肾固涩缩小便，鸡内金消食助运以利发挥温肾固涩止遗之效。

- 主治：小儿遗尿。症见睡中经常遗尿，甚者一夜数次，尿清而长，醒后方觉，神疲乏力，面白肢冷，腰腿酸软，智力较差，舌质淡，苔薄白，脉沉细无力。

- 加减：神疲乏力，纳差，便溏，加党参、白术、茯苓、山楂益气健脾和中助运；智力较差者，加人参、石菖蒲、远志补心气，开心窍。

- 附记：可合缩泉丸协同发挥其效。

菟丝子散

温补肾阳，固涩小便。

【方源】

宋代

《太平圣惠方》

加味桂枝龙牡汤

【方源】
印会河
《中医内科
新论》

方歌： 加味桂枝龙牡汤，白芍甘草桑螵蛸，益智姜枣肾气丸，因梦遗尿疗效好。

组成： 桂枝、甘草、桑螵蛸、益智仁、生姜各9克，炒白芍12克，煅龙骨、煅牡蛎各30克，大枣5枚。另加桂附八味丸10克。

用法： 水煎服，每日1剂，日服2次。同时每晚临睡前服桂附八味丸10克。上为成人量，小儿酌减。

方解： 因梦遗尿，是指睡梦中，自认为如厕，但醒后却是尿炕。这种遗尿，是由梦引起的，与神不内守有关。故方中以桂枝汤温养气血，调和阴阳表里；龙骨、牡蛎镇心而去梦境；桑螵蛸、益智仁缩小便。加桂附八味丸，补肾气以助膀胱固摄小便。

主治： 因梦遗尿、形寒肢冷、心悸头昏、舌淡苔白脉细，症属心肾气虚者，均可用之。

附记： 印氏云：经过反复使用，现本方已作为本人"抓主症"的常用方在临床运用。凡因梦遗尿者，率先用此，疗效甚好。

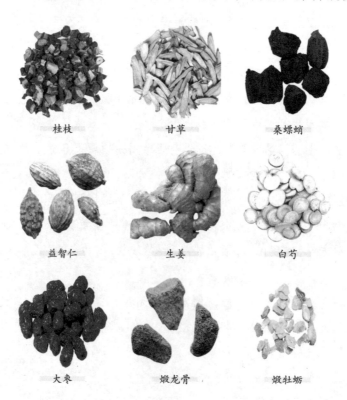

桂枝　　　　　甘草　　　　　桑螵蛸

益智仁　　　　生姜　　　　　白芍

大枣　　　　　煅龙骨　　　　煅牡蛎

小儿紫癜性肾炎

小儿紫癜性肾炎是过敏性紫癜的部分临床表现，肾脏症状可发生于过敏性紫癜病程的任何时期，但多数于过敏性紫癜后2~4周出现，也可出现在皮疹消退后或疾病静止期。主要表现为肉眼血尿或镜下血尿及蛋白尿。病情轻重不一，重者可出现肾功能衰竭、高血压。小儿紫癜性肾炎目前无特异性治疗，主要采用对症疗法，注意保护肾功能。

地黄紫草汤

疏风清热，凉血解毒，活血化瘀。

- **方歌**：地黄紫草用防风，大黄甘草山楂鹿，每日一剂水煎服，紫癜肾炎此方良。
- **组成**：生地黄、防风各10克，大黄、鹿含草、甘草各12克，紫草15克，生山楂30克。
- **用法**：水煎服，每日1剂，日服3次。
- **方解**：紫癜性肾炎的基本病理改变是弥漫性小血管炎。此病多因血分热盛，复感外邪，风热搏结于营血、必迫血妄行，致血溢肌肤发而为斑。方中生地黄、紫草、大黄活血凉血，逐内伏营血之热毒；防风疏风以祛表邪；生山楂善入血分，为活血化瘀之要药；鹿含草祛风除湿而通利关节，且止血而不留瘀；甘草调和诸药。合而用之，共奏疏风清热、凉血解毒、活血化瘀之功。
- **主治**：紫癜性肾炎。
- **加减**：若风热内盛兼咽痛重者，加蝉蜕、玄参、山豆根；热伏营血、紫癜密集、经久不消者，加牡丹皮、赤芍；血尿明显者，加白茅根、墨旱莲；腹痛兼便血者，加白芍、焦大黄；气虚倦怠乏力者，加太子参、冬虫夏草、黄芪；阴虚明显者，加女贞子、墨旱莲；热象明显者，加白花蛇舌草、败酱草。

【方源】
《治验百病良方》
（王洪忠方）

清热活血汤

清热凉血，活血化瘀。

【方源】
《治验百病良方》
（时毓民方）

- 方歌：清热活血用茅根，银花连翘三七投，大蓟小蓟益母草，王不留行荠菜花。

- 组成：益母草、白茅根各30克，荠菜花15克，金银花、连翘、大蓟、小蓟各9克，王不留行12克，三七粉2克（吞服）。

- 用法：水煎服，每日1剂，日服2～3次。一般于尿常规正常后仍须继续服上药数月以巩固疗效。

- 方解：临床所见，本病多有热证和瘀证表现，故方中白茅根、大蓟、小蓟凉血止血，金银花、连翘清热解毒，荠菜花清热凉血；三七活血止血，王不留行活血行血，益母草活血化瘀。合而用之，共奏清热凉血、活血化瘀之功。

- 主治：小儿紫癜性肾炎。

- 加减：血尿明显者，加琥珀屑1.5～3克（吞服）；气虚者，加黄芪12～15克，党参9～12克；阴虚者，加生地黄12克，麦冬9克。

- ►► 附记：临床证实，疗效满意。

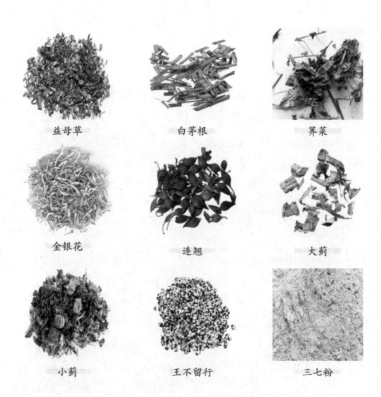

益母草	白茅根	荠菜
金银花	连翘	大蓟
小蓟	王不留行	三七粉